珠江金融论坛丛书

广州金融业协会　组编

金融支持健康产业发展探索

Explore the Development of Healthy Industry by Finnacial Support

主　编　邱亿通　许涤龙

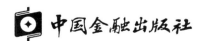

中国金融出版社

责任编辑：黄海清
责任校对：李俊英
责任印制：张也男

图书在版编目（CIP）数据

金融支持健康产业发展探索/邱亿通，许涤龙主编 . —北京：中国金融
出版社，2020. 12

（珠江金融论坛丛书）

ISBN 978 - 7 - 5220 - 0991 - 9

Ⅰ.①金…　Ⅱ.①邱…②许…　Ⅲ.①医疗保健事业—产业发展—金融
支持—研究—中国　Ⅳ.①R199.2

中国版本图书馆 CIP 数据核字（2020）第 270217 号

金融支持健康产业发展探索
JINRONG ZHICHI JIANKANG CHANYE FAZHAN TANSUO

出版
发行　　**中国金融出版社**

社址　北京市丰台区益泽路 2 号
市场开发部　（010）66024766，63805472，63439533（传真）
网 上 书 店　www. cfph. cn
　　　　　　　（010）66024766，63372837（传真）
读者服务部　（010）66070833，62568380
邮编　100071
经销　新华书店
印刷　保利达印务有限公司
尺寸　169 毫米 ×239 毫米
印张　10
字数　166 千
版次　2020 年 12 月第 1 版
印次　2020 年 12 月第 1 次印刷
定价　39. 00 元
ISBN 978 - 7 - 5220 - 0991 - 9
如出现印装错误本社负责调换　联系电话（010）63263947

珠江金融论坛丛书出版书目

第一批出版书目

《新金融问题探索》

《互联网金融探索》

《金融控股公司探索》

第二批出版书目

《金融资产交易创新探索》

《金融法制环境建设探索》

《民间金融创新发展探索》

《中小微企业金融探索》

第三批出版书目

《消费金融发展探索》

《自贸区金融创新探索》

《财务公司发展探索》

第四批出版书目

《全球金融中心发展探索》

《能源金融发展探索》

《金融支持健康产业发展探索》

《养老金融发展探索》

总　序

广州是我国近现代金融业发展的先行地，18 世纪中叶的"十三行"街是全国最大的资金融通中心。新中国成立后，特别是改革开放以来，广州金融业持续稳步发展，金融业发展规模、金融改革创新、金融对外开放等方面走在全省前列，在全国亦具有较高的地位。

当前，加快建设广州区域金融中心具有十分重要的战略意义。首先，有利于加快建设广东金融强省。在"珠三角"加快区域一体化进程中，广州起着龙头带动作用。依托广州的综合优势，引导金融资源、金融要素在广州集中配置，进一步强化区域金融中心的地位，发挥区域金融中心的聚集、辐射和带动作用，可以全面促进区域金融分工合作、改革创新与协调发展，带动全省向国际金融、产业金融、科技金融、农村金融、民生金融"五大金融"全面发展，提高广东在全国金融市场上的资源配置能力，全面推进金融强省建设，进而促进产业转型升级。其次，有利于促进粤、港、澳加强合作，打造世界级城市群。利用广州毗邻港、澳地区的良好条件，加快建设区域金融中心，与香港、深圳等地区一起发挥各自优势，分工合作，错位发展，可以共同打造联通中国与世界金融市场、具有重要影响力的国际金融中心区域，进而增强广东与香港、澳门地区的经济合作，粤、港、澳联手打造更具竞争力的世界级城市群。最后，有利于维护国家经济金融安全。加强粤、穗与港、澳地区，东南亚及周边国家的合作，加快开展跨境人民币业务，推动人民币逐步走向区域化、国际化，不断提高人民币在国际金融市场上的地位；积极争取国家支持，在广州设立创新型期货交易所，形成具有国际影响力的"广州价格"，打造广州国际定价中心，增强我国在国际金融领域的话语权，提升我国的国际竞争力。

近年来，广州金融业发生了巨大变化，区域金融中心地位初步确立，功能不断强化。初步概括，我认为广州金融业发展主要有六个标志性成果。

第一，金融对于国民经济的贡献率大大提高。近年来，广州金融业快速发展，2013 年金融业增加值突破 1000 亿元大关，达到 1147 亿元，占 GDP 比重达 7.43%，发展成为广州重要的战略性主导产业之一。广州的资金实力和保险市场规模多年来稳居全国大城市前列，货币市场、外汇市场规模居全国前列，成为区域金融中心的有力支撑。

第二，金融平台建设取得新成效。中国（广州）国际金融交易·博览会成功举办，广州国际金融城、广州民间金融街、广州金融创新服务区、南沙现代金融服务区、广州股权交易中心、广州金融资产交易中心、广州碳排放权交易所等金融平台加快发展，成为广东金融强省和广州区域金融中心建设的重要平台和抓手。

第三，金融服务实体产业与民生发展取得新进展。充分发展和利用多层次资本市场，目前广州地区在境内外资本市场上市及"新三板"挂牌的企业已达到 100 多家，通过上市累计融资 2300 多亿元，债券、期货、产权等资本市场也快速发展。社区金融服务建设大步推进，探索出了符合广州地情、可持续发展的民生金融发展创新模式。农村金融示范镇（村）建设加快推进。

第四，金融改革创新硕果累累。积极推动地方金融机构改革，地方金融机构发展驶入快车道，经营效益大幅提升。组建了越秀金控、广州金控等金融控股公司，成立了全国首家小额再贷款公司，小额贷款公司、村镇银行蓬勃发展，融资性担保机构规范发展，保险业综合改革试验等金融创新活动顺利推进。金融改革创新活动的深入开展为广州区域金融中心增添了活力。

第五，金融生态环境全面优化。不断完善金融业发展的政策体系，先后制定、出台了多个竞争力和创新力强的金融产业政策文件，在全国大城市中率先以市委、市政府名义出台《关于全面建设广州区域金融中心的决定》。地方政府与国家金融监管部门驻粤机构"一行三局"形成了有效的金融综合监管协调服务机制。成立了广州金融业协会等社会中介组织，成立了金融审判庭、金融法庭和金融仲裁院。金融生态环境的不断优化进一步夯实了广州区域金融中心的基础。

第六，金融文化建设不断加强。成功举办了珠江金融论坛、金融图书"金羊奖"评选等活动，规划建设广州国际金融研究院、岭南金融博物馆、广州国际金融文化交流中心、广州金融书店等文化服务机构。金融文化建设的扎实推进进一步深化了广州区域金融中心的内涵。

珠江金融论坛是广州市着力打造的高端金融研讨交流平台，自 2011 年 12 月创办以来，目前已成功举办了 13 次。珠江金融论坛旨在探讨金融领域的重大理论和实践问题，促进金融交流与合作，提升广东、广州金融在国内外的知名度和影响力。论坛每次围绕一个主题，邀请金融监管部门专家、金融机构和企业人士、理论界专家学者等共同进行研讨，近几次论坛还根据论坛主题组织了征文和评奖。论坛获得了金融界、新闻媒体和社会各界的高度关注，成为广东、广州金融行业研讨问题、开拓思想、凝聚共识、探寻良策的平台，形成了较大的学术影响和较好的品牌效应。

近期，珠江金融论坛的主办单位——广州金融业协会等，收集、整理了历次珠江金融论坛的成果，拟汇编成册，出版《珠江金融论坛丛书》。我认为这是一件很有意义和很有价值的工作，这不仅有利于总结珠江金融论坛的经验和成果，扩大论坛影响，提升论坛品牌，促进广东、广州与国内外金融界的交流与合作；而且有利于引导各界关注金融领域的热点、重点和难点问题，培育金融学术氛围，培养金融研究队伍，提高金融人才素质，促进金融思想交流，从整体上提升广东、广州的金融研究水平，进而在先进金融理论的指导下有效地推动广东金融强省和广州区域金融中心建设。

希望珠江金融论坛的主办、承办单位及相关作者、编者、出版单位等通力合作，共同打造好《珠江金融论坛丛书》品牌。

2014 年 5 月 26 日

前　言

本书是第 22 期珠江金融论坛的成果汇编。

2017 年 10 月 20 日，主题为"金融支持健康产业发展"的第 22 期珠江金融论坛在广州黄埔举行。珠江金融论坛的指导单位是广州市人民政府，主管单位是广州市金融工作局，本次论坛由广州金融业协会主办、泰康之家投资有限公司承办。广州市人民政府副秘书长杜德清、广州市金融工作局局长邱亿通、泰康之家投资有限公司副总裁刘淑琴出席论坛并致辞。广东省、广州市有关部门领导，广州地区高校代表，泰康之家投资有限公司代表，广州金融业协会会员单位，各行业协会代表，广州地区主要金融机构的领导和代表及新闻媒体工作人员等约 120 名代表参加了论坛，论坛由广州金融业协会秘书长陈双莲主持。

杜德清同志在致辞中指出，广州是国家重要中心城市，是"一带一路"重要枢纽。经济总量连续 28 年居全国大城市第 3 位。产业结构明显优化。其中金融业发展迅速，2016 年金融业增加值 1800 亿元，居全国大城市第 4 位，占 GDP 比重达 9.2%，成为全市新的支柱产业。2017 年 9 月，在第 22 期"全球金融中心指数"报告中，广州全球排名第 32 位，首次入选"稳定发展的 40 个金融中心"。当前，越来越多的人民群众开始关注健康养老服务需求，金融如何推进健康产业供给侧结构性改革、帮助健康产业实现科学发展已经成为理论界和实务界研究的热点课题。在习近平总书记所作的党的十九大报告中，明确提出"支持社会办医，发展健康产业""积极应对人口老龄化，构建养老、孝老、敬老政策体系和社会环境，推进医养结合，加快老龄事业和产业发展"。近年来，广州市深入贯彻落实新发展理念，大力推进健康养老产业的发展，取得了一系列瞩目的成就，广州已经成为我国健康养老产业发展的高地和热土。

邱亿通同志在致辞中表示，广州金融坚持以服务实体经济为出发点和落脚点，坚持一手抓金融创新发展，一手抓金融风险防控，着力完善业态丰富、结构合理、服务高效、运行稳健的现代金融服务体系，加快广州区域金融中心建设，金融成为全市经济发展的重要支撑、重要支柱产业和维护社会安全稳定的重要力量。对广州市而言，大力促进金融支持健康产业发展，聚集更多的金融资源发展健康产业，将有效防止金融领域脱实向虚，在全球"资产荒"背景下为各路资金提供期限更长、风险更小、收益更高的优质投资资产，实现各级政府、金融机构、人民群众的"三赢"。

在主题论坛上，泰康保险集团副总裁兼泰康之家首席执行官刘挺军、中国保险资产管理业协会执行副会长兼秘书长曹德云、清华大学就业与社保研究中心副主任刘广君、中山大学岭南学院教授申曙光担任主讲嘉宾。刘挺军演讲的题目是"泰康特色医养模式：创新商业保险服务实体经济新形态"，他认为健康产业具有巨大发展空间，健康产业与金融深度融合能更好地解决老龄化所带来的挑战。曹德云围绕"保险业是支持健康产业的重要力量"进行阐述，他从健康产业的前景进行分析，指出中国经济快速发展、生活改善、人寿命延长等社会现象将促进保险业的快速增长，健康险自身的发展、专业化的经营会成为主要趋势。刘广君演讲的题目是"金融对养老业发展的促进作用"，他指出目前中国已进入银色经济，银色经济要求技术进步与人文进步并重、经济速度与经济质量并重、就业开源与福祉改善并重、社会参与与政府主导并重、家庭生育与国家人口规划并重、终生自立与家庭社会养老并重，并就金融促进养老产业发展提出了建议。申曙光演讲的题目是"老龄化与健康养老产业"，他认为老龄化会冲击政治、社会、经济和文化等，健康和养老的需求将急剧增加，养老与健康产业是个庞大的产业体系，并从养老产业链、大健康产业、健康养老产业与社会保障的发展、健康养老产业与互联网等方面进行了阐述。

为进一步促进金融支持健康产业的研究，广州金融业协会、泰康之家投资有限公司于 2017 年 10 月 19 日发布《关于举行珠江金融论坛——金融支持健康产业发展论坛征文的通知》，面向社会进行公开征文；2018 年 4 月 12 日，广州金融业协会组织召开了第 22 期珠江金融论坛——金融支持健康产业发展论坛征文评审会，评出优秀论文作品 8 篇，其中：

一等奖论文 1 篇：《商业银行创新支持广东养老产业发展的策略研究》（姚伟、卿萤、唐培，中国银行股份有限公司广东省分行）。

二等奖论文 3 篇：《我国健康产业发展现状及提升策略研究》（杨哲，中国工商银行股份有限公司广州东城支行）；《商业银行服务医药健康产业创新发展的思路研究——以中信银行为例》（钟勇、王亮、覃华兵，中信银行股份有限公司广州分行）；《我国医疗健康产业金融支持现状浅析与对策》（杨国龙，中国工商银行股份有限公司广州永平支行）。

　　三等奖论文 4 篇：《金融助力健康产业》（赖俊宇，中国农业银行股份有限公司广州分行）；《我国养老金融发展研究》（樊鑫淼，海南省农村信用社海口联社）；《从债务融资能力看广东规模以上医疗企业的发展》（郑铭荣，广东证监局）；《住房反向抵押养老保险的社会障碍分析及对策研究》（陈瀚，中国工商银行股份有限公司广东自由贸易区南沙分行）。

　　在论坛上，邱亿通局长代表论坛主办方向本次论坛的承办方——泰康之家投资有限公司颁发了第 22 期珠江金融论坛纪念杯。

　　本书收录了第 22 期珠江金融论坛的主要成果，包括特约致辞、演讲报告、应征论文和新闻报道等文献。其中，特约致辞、演讲报告根据现场记录稿整理而成；应征论文包括本次论坛的全部获奖论文（部分论文根据评审专家和编者意见，由作者进行了修改）；新闻报道由有关媒体提供报道文稿，或下载于各大媒体对本次论坛的专题报道。

编　者

2020 年 9 月 20 日

目　　录

新闻报道

特约致辞
TEYUE ZHICI

广州积极推进健康养老产业发展

杜德清[①]

广州是国家重要中心城市，是"一带一路"重要枢纽。2016 年，广州地区生产总值达到 1.96 万亿元，约占广东省的四分之一，经济总量连续 28 年居全国大城市第 3 位。产业结构明显优化，形成了 5 个千亿级产业、26 个百亿级产业，服务业增加值突破 1 万亿元。其中金融业发展迅速，2016 年金融业增加值 1800 亿元，位居全国大城市第 4 位，占 GDP 比重达 9.2%，成为全市新的支柱产业。2017 年 9 月，在第 22 期"全球金融中心指数"报告中，广州全球排名第 32 位，首次入选"稳定发展的 40 个金融中心"。广州金融业能取得如今的骄人成绩，离不开各家金融机构的鼎力支持，离不开各位专家学者的献计献策，离不开全市金融战线全体工作人员的共同努力，在此我代表市政府对大家表示衷心的感谢！

改革开放以来，中国经济持续保持平稳、健康、快速的增长态势，城镇居民人均可支配收入和农民人均纯收入不断提升，人均寿命稳步提高，中国已成为世界上老年人口最多和人口老龄化发展速度最快的国家之一，预计到本世纪中期中国将有近 5 亿人超过 60 岁。当前，越来越多的人民群众开始关注健康养老服务需求，金融如何推进健康产业供给侧结构性改革、帮助健康产业实现科学发展已经成为理论界和实务界研究的热点课题。党的十八大以来，以习近平同志为核心的党中央高度重视健康养老产业的发展，提出要牢固树立并切实贯彻"创新、协调、绿色、开放、共享"的新发展理念，完善制度、改进工作，推动养老事业多元化、多样化发展，让所有老年人都能老有所养、老有所依、老有所乐、老有所安；要加大对医疗健康前沿研究领域的支持，消除体制机制障碍，催生更多健康新产业、新业态、新模式，扩大健康领域对外开放。在习

---

① 杜德清，时任广州市人民政府副秘书长。本文是他在第 22 期珠江金融论坛——金融支持健康产业发展论坛（2017 年 10 月 20 日）上致辞的摘编，题目为编者所加。

近平总书记所作的党的十九大报告中，明确提出"支持社会办医，发展健康产业""积极应对人口老龄化，构建养老、孝老、敬老政策体系和社会环境，推进医养结合，加快老龄事业和产业发展"。

近年来，广州市深入贯彻落实新发展理念，大力推进健康养老产业发展，取得了一系列瞩目的成就。2017年1月18日，由泰康保险集团投资20亿元打造的总建筑面积12万平方米的"泰康之家·粤园"国际养老社区正式投入运营，可为1300户、约1900位长者提供居住、餐饮、文化娱乐、健身康体、医疗照护等"一站式"、全方位、高标准的服务。目前，由泰康保险集团与南方医科大学等机构合作的广州南站国际医学中心、注册资本金30亿元的泰康健康产业投资控股有限公司等健康产业项目也即将落户广州。此外，广州还积极与中国人寿、中国人保、中国平安、新华人寿等大型保险公司研究开展健康产业发展合作，相信未来将有更多的健康产业项目落地广州，广州已经成为我国健康养老产业发展的高地和热土。本次由广州金融业协会主办、泰康之家承办的珠江金融论坛为全国各地的专家学者提供了一个良好的信息交流平台，希望大家以习近平总书记关于金融工作的重要论述为指引，围绕第五次全国金融工作会议和广东省金融工作会议有关工作部署，畅所欲言，充分交换各地、各领域的先进经验和做法，为未来金融支持健康产业发展指明正确的方向和路径，深入推进金融服务实体经济工作。

依托保险促进金融健康产业融合

邱亿通①

　　党的十九大报告提出了加快建设实体经济、科技创新、现代金融、人力资源协同发展的产业体系，其中现代金融在产业体系中占据了四分之一的分量，充分体现了党中央、国务院对于金融发展的高度重视。近年来，广州金融坚持以服务实体经济为出发点和落脚点，坚持一手抓金融创新发展，一手抓金融风险防控，着力完善业态丰富、结构合理、服务高效、运行稳健的现代金融服务体系，加快广州区域金融中心建设，金融成为全市经济发展的重要支撑、重要支柱产业和维护社会安全稳定的重要力量。2016 年，广州金融业实现增加值 1800 亿元，超越房地产，成为全市第五大支柱产业；2017 年 3 月，广州首次进入"全球金融中心指数"体系，排名全球第 37 位；同年 9 月，广州再次上榜并排名全球第 32 位，是大中华地区唯一排名和评分双上升的城市。当前，广州金融业正认真贯彻落实第五次全国金融工作会议以及全省金融工作会议决策部署，以"一带一路"建设、粤港澳大湾区建设为契机，力争在金融服务实体经济健康发展上走在前列、在金融风险防控上走在前列、在区域金融改革创新上走在前列、在金融开放合作上走在前列，不断开创新时期金融发展新局面。

　　近年来，健康产业的发展越来越受到各级党委和政府的高度重视。保险资金具有期限长、规模大、成本适中的特点，非常适宜投资健康产业这类投资回收期长、资金需求量大、对融资成本控制有较高要求的领域。保险资金投资健康产业发展，不仅能满足保险资金期限匹配、收益匹配、风险匹配等资产负债匹配要求，也能为健康产业提供长期、稳定的融资和再融资来源，最终实现保险业和健康产业的"双赢"。泰康保险集团公司与广州市人民政府的合作源远流长，双方在平等互利、行稳致远的原则下开展了长期战略合作，取得了一系列

---

　　① 邱亿通，时任广州市金融工作局局长。本文是他在第 22 期珠江金融论坛——金融支持健康产业发展论坛（2017 年 10 月 20 日）上致辞的摘编，题目为编者所加。

喜人的成绩。2017 年 1 月"泰康之家·粤园"高品质国际养老社区正式投入运营，注册资本金 30 亿元的泰康健康产业投资控股有限公司总部、总投资 30 亿元的泰康国际医学中心等健康产业项目也即将落户广州。下一步，市金融局将一如既往地支持泰康保险集团等金融机构在广州投资发展健康产业，促进金融业和健康产业融合发展再上新台阶。

党的十九大胜利召开，为金融业和健康产业指明了发展方向、描绘了宏伟蓝图。对广州而言，大力促进金融支持健康产业发展、聚集更多的金融资源发展健康产业，将有效防止金融领域脱实向虚，在全球"资产荒"背景下为各类资金提供期限更长、风险更小、收益更高的优质投资资产，实现政府、金融机构、人民群众的"三方共赢"。希望各位领导、各位嘉宾在本次珠江金融论坛上，结合在各地区、各领域工作、研究的经验和体会，深入开展专题研讨，碰撞出更多的思想火花，为广州金融业进一步支持健康产业做大做强建言献策，提供有力的智力支撑。

泰康创建医养结合新模式

刘淑琴[①]

　　我国各类养老机构达 4 万多家，真正具备医疗服务能力的只有约 20%，结构性供给短缺问题突出，以泰康为代表的新型医养社区实现了医和养的高度融合，并形成了预防保健、疾病治疗、慢病康复、老年护理闭环整合型医疗保健体系，泰康创新的医养融合实践为供给侧结构性改革提供了有力的样本。泰康之家目前已经发展成为国内最大的高品质连锁养老机构，在北京、上海、广州、三亚、苏州、成都、武汉、杭州 8 个全国重点城市完成投资布局，北京燕园、上海申园、广州粤园已经正式投入运营，标志着泰康高品质医养社区全国候鸟连锁模式的落地，覆盖京津冀、长三角、珠三角三大经济圈，未来还将在更多的省会城市、核心城市布局，以"医养结合，持续照护"为核心，全部建成后，这 8 个社区将实体落地，泰康在养老领域的投资金额已经占整个保险行业的50%。泰康医疗作为泰康医养融合的重要板块，其医疗布局开始形成，北京的康复医院、上海的康复医院和广州粤园的医疗中心已经投入运营。2017 年 6 月，泰康仙林鼓楼医院在南京挂牌，同时，泰康同济国际医院也在建设之中。

　　加快金融与健康产业结合，促进广州养老服务体系建设。截至 2016 年，广州市 60 岁以上的老年人口是 154 万人，占总人口的 17.79%。2020 年，广州市老年人将达到 185 万人，即广州每 10 个人中将会有 2 个是老年人。广州整体呈现人口老龄化、高龄化，家庭空巢化等特征，养老服务业的保障压力更加凸显。如此之快的老龄化发展速度使健康产业的发展形成了一个大的产业链，如养老、医疗、保健、金融、保险、房地产、旅游、酒店、休闲都将是这个大产业链中的一环。由此，利用健康产业与金融结合所具有的互补性、结合性、渗透性等特点，发挥投融资机构在养老服务中的杠杆作用。泰康之家将共同推动老年金融的发展，促进广州养老服务体系的建设。

---

　　① 刘淑琴，时任泰康之家投资有限公司副总裁。本文是她在第 22 期珠江金融论坛——金融支持健康产业发展论坛（2017 年 10 月 20 日）上致辞的摘编，题目为编者所加。

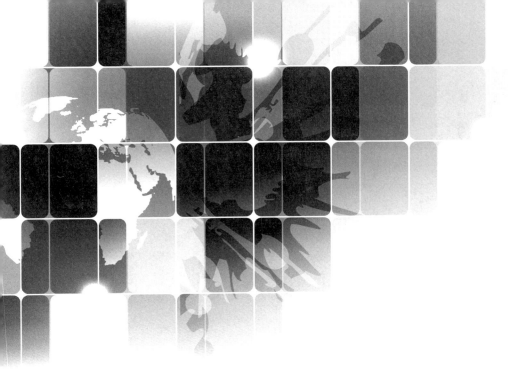

演讲报告
YANJIANG BAOGAO

泰康特色医养模式：
创新商业保险服务实体经济新形态

刘挺军[①]

党的十九大报告进一步强调和明确了健康中国的发展战略。报告指出人民健康是民族昌盛和国家富强的重要标志，应积极应对人口老龄化，构建养老、孝老、敬老政策体系和社会环境，推进医养结合，加快老年事业发展。本次论坛聚集了政府、金融界、各老龄工作战线的代表，从微观的层面来看怎样从供给侧结构性改革的角度真正推进金融和健康产业特别是养老产业的深度融合。本次报告会分为三个部分：医养产业的机会与挑战、泰康创新实践医养供给侧结构性改革以及泰康养老的核心战略和优势。

一、医养产业的机会与挑战

我国目前正经历着全球经济发展历史上速度最快、规模最大的人口老龄化进程。我国 60 岁以上的老年人已经达到 2.2 亿人，到 2030 年将会达到接近 4 亿人的规模，首次超过青少年的人口，每 4 个人中将会有 1 个老年人，且城镇依然有增长的空间（见图 1）。值得注意的是，由于过去计划生育政策影响，我国家庭结构小型化，导致养老问题面临更大挑战。此外，由于医疗技术、生存环境等因素的进步与改善，我国人口平均寿命逐渐延长，由新中国成立初期的 40 岁发展到现在的 70 多岁，而北上广等一线城市则达到 82 岁。长寿使我国疾病谱系发生巨大变化，过去主要是传染病、急性病，现在更多的是慢性病，包括高血压、糖尿病、肿瘤、呼吸性疾病等。所以老年人口在医疗开支中的占比会达到青年占比的 5～8 倍，人一生中有 50% 的健康医疗开支在

---

① 刘挺军，经济学博士，时任泰康保险集团副总裁兼泰康之家首席执行官。本文是他在第 22 期珠江金融论坛——金融支持健康产业发展论坛（2017 年 10 月 20 日）上演讲的摘编。

60 岁退休以后，而这 50% 中又有相当大的部分是在最后两个星期支出的。所以，人口老龄化不仅带来民政系统的养老挑战，同时也会对我国医疗保健开支形成巨大的压力。

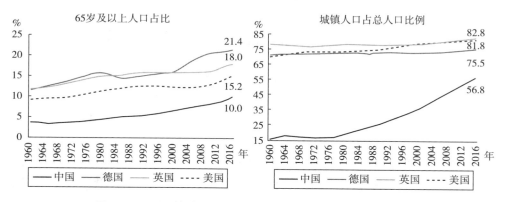

图 1　1960—2016 年各国 65 岁以上人口占比及城镇人口占比

（数据来源：世界银行）

近年来，我国医疗、养老投入巨大，兴建医院及养老机构，但由于我国人口数量大，地区发展非常不平衡，所以单独靠社会保障体系解决人口老龄化问题较难实现。如果走欧洲的高福利国家道路或走美国的高社会保障道路，或将我国养老支出提高到全国 GDP 的 17%，将会影响我国其他方面的发展，所以我国应坚持"广覆盖，保基本"。

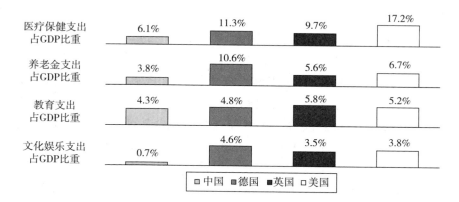

图 2　各国医、养、教、娱支出占 GDP 比重

（数据来源：Wind 数据库、Bureau of Economic Analysis、Eurostat、保监会、卫计委；
中国数据中医疗、养老支出占比为 2015 年数据，教育、文化娱乐支出占比为 2014 年数据）

如图 3 所示，2016 年我国 60 岁以上老年人每千人床位数为 29 张，浅灰线为保持这个比例不变的床位数规模。根据"十三五"养老规划，我国每千人应达到 35~40 张床，深灰线若达到这个比例的床位规模，二者差值为养老缺口，2016 年数据为实际缺口。按照养老单床投资 10 万元保守测算，为填补缺口，2016 年养老床位建设的投资金需求超过 2000 亿元。可见，我国养老压力巨大，形势非常严峻。

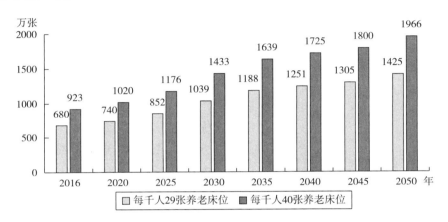

图 3　我国养老床位缺口预测

（数据来源：联合国人口预测、国务院印发《"十三五"国家老龄事业发展和养老体系建设规划》、2016 年国民经济和社会发展统计公报）

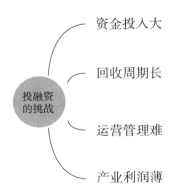

图 4　养老产业投资回报：低收益、长周期的剪刀差

剩下的广大中产阶层、富裕阶层如何解决养老问题？这就需要靠市场的有力补充，也就是供给侧结构性改革。但是医疗产业与房地产产业等其他产业有所不同，其投资回报具有低收益、长周期的剪刀差，导致一般的产业资本的进入门槛高。

以"泰康之家·粤园"为例，从拿地到动工建设再到开业，已有 3 年时间，整个投资 20 多亿元，但在这期间没有回报。尽管起步态势良好，但要达到 80%~90% 的入住率才能达到盈利周期，前后可能要经过 7~8 年才能够盈利。这么一个大规模的资本的进入，一般的房地产等产业积极性不高，小的产业资本又做不起。所以在这个过程中，把金融、保险、养老结合起来是一个重要的出路。

二、泰康创新实践医养供给侧结构性改革

养老有多种模式，包括居家养老、社区养老（送上门的社区服务模式）、小型养老院、大型养老社区等，各种模式孰优孰劣有很多争论。中国在健康产业上要解决的养老和健康问题有两方面：一方面是供给侧，有没有符合中高端人群需求的人性化医疗和养老的设施；另一方面是需求侧，解决养老和医疗的筹资问题，即支付问题。

泰康在医养产业上进行金融、保险和养老产业的跨界整合已经努力了十年，很早就开始布局养老产业的发展，在走访日本、欧美等发达国家和地区的养老机构之后，就开始打造高端、中高端的养老机构，建设以家庭化、人性化为特征的养老社区颠覆传统的养老院，通过共享使用权的模式降低养老成本。养老社区投资周期长、投资回报稳定，一旦进入平稳运行期以后，它是最适合人寿保险公司投资的资产负债匹配的品类。

关于支付问题，一方面要解决有服务、有供应，另一方面要解决有钱可以花，为养老和医疗提供筹资，所以支付体系和养老服务提供方体系共同合作是一个非常重要的创新点。在提倡"广覆盖，保基本"的背景下，我国整体医疗开支经过多年的改革，个人支付费用比例从原来的50%以上下降为现在的30%左右，这是我国医改和社保体系改革的巨大成功。但是从另一方面来看，个人支付的比例仍然较高。怎么样解决这个问题？这就需要政府、企业和个人这三个支柱发挥作用。在企业和个人层面，用商业养老保险、商业健康保险来解决养老和医疗筹资的问题是不可避免的。在美国，个人支付占比非常低，商业保险在医疗和健康开支中的占比将近40%。而我国商业医疗保险在医疗健康开支里占比仅为2%。即使在福利程度较高的欧洲国家，如德国，商业保险基本上也占10%。所以，供给侧真正要在庞大的人口老龄化进程中解决养老问题和医疗

问题，既需要政府的基本社会保险，"广覆盖，保基本"，更需要在商业保险领域扩大筹资，加大企业和个人在退休和养老之间自身的长期储蓄的作用。

三、泰康养老的核心战略和优势

泰康的核心战略就是打造三大闭环：（1）养老。人寿保险、养老社区、康复医疗、老年医疗的闭环。（2）医疗保险和医院的治疗服务。（3）退休金和资产管理之间的闭环。这是泰康完全自主创新的商业模式。日本、法国都做过类似的尝试但没成功。泰康所提供的产品是从摇篮到天堂，既解决养老保险和医疗开支的需求，又解决后端的服务，这是泰康完全独立走出来的商业模式。泰康在传统的几百年的人寿保险行业里走了一条自主创新的道路，这条自主创新的道路就是围绕人的生老病死，把保险理解成为照顾人生老病死的服务，把金融保险和医养实体进行跨界的整合和创新，这是泰康的重要实践。

泰康养老社区的优势。泰康养老社区有几大模式的特点：一是医养结合。泰康提供包括独立生活、协助生活、专业护理、记忆障碍等环节的全程服务，还包括康复、长期护理及临终关怀。二是文化活跃互助。泰康养老社区不仅照顾身体，更注重滋养心灵，让人身心愉悦，减少疾病困扰，像一个充满快乐的老年大学。真正把老年医学、康复医学、急救医学三个大的门类与养老社区紧密结合在一起。三是在养老社区里实行特殊居民治理模式，组织居民自治。它是家庭化、人性化的社区，是人寿保险的"天配"。四是注重其他医疗体系的研究，布局了 4 个医疗中心，也参股、控股了百汇医疗、和美医疗等专科医疗体系。

保险业是支持健康产业的重要力量

曹德云[①]

一、我国健康产业前景广阔

健康是我国政府、市场和公众都非常关心的课题之一。从近几年情况看，从国务院到地方政府再到各监管部门，均出台一系列推动性的举措，市场也进行了新的探索，社会公众也获得了很大的、实实在在的好处。可以说，尽管我国健康产业的发展还处在起步阶段，但从未来发展空间看，其前景是非常广阔的。

习近平总书记在党的十九大报告中特别强调两点，一是加强社会保障体系建设，二是实施健康中国战略。特别是在"实施健康中国战略"第八部分的第五点当中提到近 10 个属于健康产业的重点内容，包括完善国民健康政策、深化医药卫生体制改革、加强医疗卫生服务体系、全科医生队伍建设、实施食品安全战略、倡导健康文明生活方式、支持社会办医发展健康产业，以及构建养老、孝老健康政策体系，为未来中国的医养大产业的发展，指出了一个很明确的方向。大健康产业实际上是一个具有巨大市场潜力的新兴产业，门类相当广，包括医疗产品、保健用品、营养食品、医疗器械、保健器具、休闲健身、健康管理、健康咨询等与人类健康紧密相关的医疗服务领域。大健康产业从自身的特色来讲不同于一般的医疗产业，它的发展模式，实际上是从单一的救治，逐渐转向"防—治—养"一体化的防治模式。与欧美发达国家相比，中国的大健康产业还处于发展的初创期，我们在产业的细分及结构的合理优化方面，还需要更大的提升和完善。据统计，2014 年，中国大健康产业的规模达到 2.5 万亿元，

---

① 曹德云，博士，高级经济师，时任中国保险资产管理业协会执行副会长兼秘书长。本文是他在第 22 期珠江金融论坛——金融支持健康产业发展论坛（2017 年 10 月 20 日）上演讲的摘编。

年均复合增长率16.03%，健康产业总规模将达到8万亿元。尽管中国健康产业的发展还处在起步的阶段，从未来的发展空间看，前景还是非常广阔的。

二、人寿命延长，但健康状况堪忧

改革开放以来，中国经济快速发展，国内生产总值（GDP）居世界第二位，民众生活质量在不断地改善、提高。从人口平均预期寿命来看，据国家统计局数据，2015年达到76.34岁，比2010年提高了21.51岁，超过了世界人口平均寿命（71.6岁），国民人均寿命在延长，但健康状况并不乐观。根据相关统计数据，中国内地76%的城市白领处于亚健康状态，其中接近六成的人处于过劳状态；35~50岁的高收入人群当中，生物年龄平均比实际年龄衰老10岁。我们生活在改善，预计寿命在延长，但人们的健康状况并没有同比例地增长。如何改善人们的健康状况，是一个社会问题，也是政府加强民生建设、实现全面建成小康社会的重要工作任务。除了白领阶层的亚健康状态，再看广大农村地区，特别是老少边穷地区，经济原因导致因病等死的情况仍然存在。这些因病致贫或因病返贫的情况是我国实现全面建成小康社会目标急需解决的问题。通过医疗险、健康险可以给予一定帮助，但是险种的覆盖面急需改善。那么如何通过政府的制度改革、政策推动，以及如何运用市场的力量和手段改善国民的健康状况，是我国民生建设的重要组成部分，也是公众所关心的一个社会问题。而正是这种现状的存在，意味着未来医养结合和大健康产业的发展空间巨大。

三、我国保险业处于快速增长期

从未来的发展情况看，中国的保险业正处于快速增长期，特别是在供给侧结构性改革的推动下，中国保险市场将在质量效益、规模速度等方面再上协调统一发展的新台阶。从保费的情况看，2016年全行业的保费资金应用余额13.4万亿元。到2017年9月，全行业的保费收入已经超过了3万亿元，资产规模达到16.6万亿元，资金应用余额达到14.6万亿元，预计全年保费的规模将超过3.5万亿元，资产规模将达到17万亿元。那么按照保险业的"十三五"规划来看，2020年，全行业的保费收入将达到4万~5万亿元，资产规模将达到25万~40万亿元的规模。2017—2020年，新增的可应用的保险资金的累计规模将超过10万亿元。即使有10%将来投在医养结合领域，也将有1万亿元的规模，这将为大健康的产业注入很大的活力。

四、保险与健康产业结合的现状

从政策层面分析，近些年我国在各个层面出台了很多政策，包括国务院出台的《"健康中国2030"规划纲要》《关于促进健康服务业发展的若干意见》，中国保险监督管理委员会（以下简称保监会）出台的《关于保险业支持实体经济发展的指导意见》等，这些政策对于健康产业未来的发展将具有极大的推动力。金融是实体经济的血脉，也是经济发展重要的基础和推动力，任何产业的发展都离不开金融业的支持，健康产业也不例外。健康产业本身具有高投入、回收长和高收益的特征。保险资金特别是寿险资金本身具有期限长、规模大、来源稳定的特征，其平均期限基本在10～15年。健康产业与保险资金的自身特点具有天然的契合度。保险行业本身在投资医养结合的领域也作了一些探索，积极运用一些投资工具投资了公共医疗和医疗健康设施等项目，创新了一些新的运作模式。根据中国保险资产管理业协会所掌握的数据，投资医疗健康和养老这几个领域，注册规模达到322亿元，其中包括健康类的产品注册规模242亿元，医疗类的产品注册规模80亿元。投资的项目包括各类医院、医疗产业、健康产业、生物技术和养老社区。投资的方式包括债权类、股权类、私募基金和产业基金等，其中，国寿的一只大健康产业基金就达到150亿元。从投资的领域、保险承保业务来看，这几年，保险公司通过开展健康险，为公众健康提供保障。2017年1—9月，整个健康险的保费收入合计3583亿元，全年应该超过4000亿元的水平。国内专门从事健康险的专业保险公司已经达到7家，从未来情况看，健康险专业化的经营将成为一个主要的趋势。这将为公众健康的风险保障提供一个重要的支持。

五、保险资金是健康产业的重要力量

中国养老医疗健康的资源还是很稀缺的。在北京、广州、上海这样的发达城市，公立的养老院一床难求。据统计，保险公司包括泰康、国寿、太保、平安、太平等投资了8个养老社区项目，实际的投资额度将近300亿元的水平。全部建成后可以提供33万张床位。保险机构在医疗健康、养老等保险领域具有很大的专业优势，保险资金具备期限长，规模大，来源稳定，注重长期投资、价值投资、稳健投资和责任投资的特点，这也决定了保险资金在目前和未来，都将是健康产业、养老产业和医疗产业投资的一个重要力量。保险业必须围绕国家战略、民生建设和行业需要，加大产品投资和服务等方面的创新力度，支持保险资金以多种形式和途径来投资医养结合，增加医养结合的社会资源的有效供给，为推动我国医养结合产业的发展来作出自己的贡献。

六、中国保险资产管理业协会概况

中国保险资产管理业协会成立于 2014 年 9 月，是经中华人民共和国国务院同意，中国保险监督管理委员会和中华人民共和国民政部批准成立的全国性保险资产管理行业自律组织。协会自成立以后，始终履行维权、服务、创新和自律四大职能，致力于建成一个市场化、专业化、规范化、国际化和数据化的现代金融自律组织，为所有会员搭建一个开放、包容、多元、共享的国内外健康交流平台。通过资源的输出、能力的输出、技术的输出和环境的营建，为会员提供专业、务实、高效的服务。目前协会有会员 460 多家，合作机构将近 40 家，个人专家会员 11 位。

在医养结合方面，协会利用国内外资源，举办大量的研讨、教育和培训活动。为推动产业发展，成立两个专业委员会，分别是医疗养老和健康产业投资专业委员会，养老金管理专业委员会，以专业委员会为平台，创造共同探讨问题、解决问题的环境。

金融对养老业发展的促进作用

刘广君[①]

一、银色经济背景下的健康养老需求

目前，我国老年人口有 2.3 亿人，占总人口的 16.7%，标志着老龄化已经相当严重。我国人口三个高峰期分别是 1950—1957 年、1963—1972 年、1985—1995 年（见图 1）。叠加三次人口高峰效应，到 2025 年、2035 年、2053 年人口老龄化会更严重，加之我国老龄人口数量远超美国，再加上预计 60% 的老人患有慢性疾病，我国将面临严峻的挑战。值得注意的是，这一代人带着知识、财富、改革开放的红利、全球化的观念去养老，可以预见优质老年资源的绝对竞争。

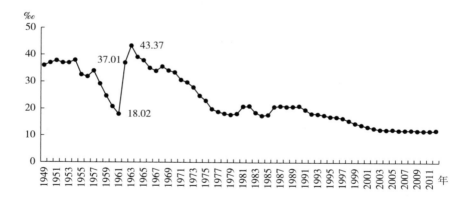

图 1　1949—2011 年我国人口出生率

① 刘广君，高级工程师，时任清华大学就业与社保研究中心副主任、研究员，中国老年学会及老年医学学会老龄金融分会理事，中国金融理财师标准委员会特聘高级讲师。本文是他在第 22 期珠江金融论坛——金融支持健康产业发展论坛（2017 年 10 月 20 日）上演讲的摘编。

银色经济是基于人口老龄化和健康需求及约束条件，组织生产、分配、流通和消费及其供求关系的总称。银色经济发展的六大特征：技术进步与人文进步并重，经济速度与经济质量并重，就业开源与福祉改善并重，社会参与与政府主导并重，家庭生育与国家人口规划并重，终生自立与家庭社会养老并重。

二、金融促进养老产业发展

什么是养老金？养老金要考虑到满足老年人需要的现金流，能够抵御长寿风险，具有基本保障能力和水平，能体现资产的锁定性、资产的独立性和资产管理的安全性。国家的养老保险是保基本、兜底线，要满足养老金的上述功能还需要一些契约型的产品来解决，如何把我们现有财富安全地转移到未来，这就是所谓的养老理财。国务院办公厅《关于加快发展商业养老保险的若干意见》（国办发〔2017〕59 号）是未来保险业发展的纲领性文件，提出了新定位、新目标、新重点、新要求。要求运营安全稳健、产品形态多样、服务领域较广、专业能力较强、持续适度盈利和经营诚信规范。内容主要包括五个方面（见图2）：（1）通过老年人意外伤害险、长期护理险、住房反向抵押等承担个人和家庭商业养老保障计划；（2）通过企业员工福利计划提供商业养老保障；（3）政府养老基金、社会保障基金积极投资参与社会养老保障市场化运作；（4）建立长期照护、康养结合、医养结合的资金保证，以及服务提供和机构建设等促进

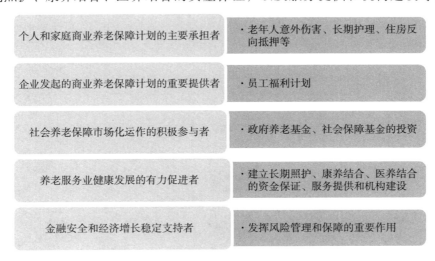

图 2　国务院办公厅《关于加快发展商业养老保险的若干意见》
（国办发〔2017〕59 号）部分内容

养老服务业健康发展；（5）通过风险管理保证金融安全和经济增长稳定。

三、对泰康医养战略的认识和理解

泰康医养将金融产品与实物产品和服务产品有机链接与整合，按照生命周期提供一揽子整合性的服务，从摇篮到天堂，如活力养老、高端医疗和终极关怀等，同时注重老年人精神层面，满足中产阶级养老服务需求，改变了传统养老消费模式，打造了中国养老服务的标杆，也培养了一大批高端医养管理服务人才。泰康有保险的长期资金，用这样的资金稳定了一批客户群，再利用产业协同效应，把金融产品贯穿其中，利用优质的服务、丰富的产品和具有文化底蕴的特色养老社区，积累高端客户。

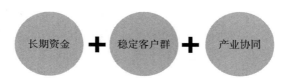

图 3　泰康医养战略

泰康改变了我国养老的传统模式，因时而生、因市而兴、因势而变。它不仅是一个金融机构，更定位于养老服务综合提供商，集聚优质养老资源，让老人保持积极心态，享老、乐老，老人的笑脸将成为评估养老产业成功与否的唯一标准。

老龄化与健康养老产业

申曙光[①]

健康养老是社会各界都较为关注的话题，它的发展受到许多宏观因素的影响，本次演讲主要从三个宏观方面对我国老龄化与健康养老产业发展进行分享。

一、民生发展是新时期社会经济发展的主旋律

我国经济大规模长期的高速增长，造就了今天的中国，同时也带来了许多问题，其中就包括民生困境。民生困境主要还是供给和需求的问题，主要表现在民生需求快速转型升级，以及民生发展失衡与滞后。民生需求面临"转型升级"，不再仅仅是衣食住行，而是多层次、全方位的，由物质需求向精神需求扩展的，教育、就业、收入分配、社会养老、医疗保障、住房、交通、食品安全、环境状况、维权、分配、安全保障、信息分享等都是民生需求的范畴。从供给的角度讲，我国经过30多年的高速发展，经济成就伟大，但也确实出现了民生发展失衡与滞后，主要表现在地区失衡和人群失衡，特别是很多人没有充分分享到改革开放的成果。在党的十九大报告中，习近平总书记提出新的论断，我国社会的主要矛盾发生转化，即转化成人民日益增长的美好生活需要和不平衡不充分的发展之间的矛盾。我国进入民生发展的新时代，在这个时代，是以民生发展、民生保障作为主旋律。经济发展不是目标，而是手段，我们的一切发展都围绕民生发展，一切为人民和人民的美好生活。这里提的民生保障是一个

① 申曙光，博士生导师，时任中山大学岭南学院、中山大学政治与公共事务管理学院双聘教授，中山大学国家治理研究院副院长、中山大学社会保障研究中心主任，中山大学中国精算师资格考试中心主任，国务院医改领导小组专家咨询委员、国家减灾委专家委员会委员、国家人力资源和社会保障部专家咨询委员。本文是他在第22期珠江金融论坛——金融支持健康产业发展论坛（2017年10月20日）上演讲的摘编。

全方位的保障，包括医疗健康保障、教育保障、就业保障、住房保障、社会保险、社会福利、社会救济和收入分配等。过去几年，党中央、国务院的很多战略和政策都是围绕民生。

二、我国人口老龄化及其影响

（一）我国早已进入老龄社会

2014年底，60岁以上人口2.12亿人，占总人口的15.5%；2015年，我国劳动力人口、人口红利达到顶峰，总抚养比快速提高。2015年以后，人口红利将消失，老年人将迅速增长，老龄化程度加剧。

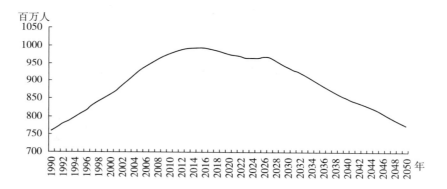

图1　1990—2050年中国劳动人口（16~65岁）预测

（资料来源：US Census Bureau）

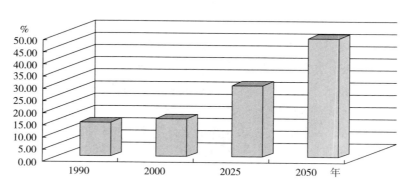

图2　1990—2050年中国抚养老人与劳动人口相对比例

（二）中国式人口老龄化

中国式老龄化呈现速度快、规模大的特点，65 岁及以上人口比例从 7% 上升到 14%，瑞典需要 85 年，美国需要 66 年，英国需要 45 年，而中国只需要 26 年。且中国人口基数大，预计到 2020 年，老年人口将达到 2.48 亿人，接近发达国家水平；2050 年，老年人口总量将超过 4 亿人。

表 1　　　　　　　　　　我国老年人口占比及预测

	快速老龄化阶段 （2001—2020 年）	加速老龄化阶段 （2021—2050 年）	稳定的重度老龄化阶段 （2051 年及以后）
老年人口及占比	2020 年，老年人口将达到 2.48 亿人，老龄化水平将达到 17.17%	2050 年，老年人口总量将超过 4 亿人，老龄化水平达到 30% 以上（60 岁以上人口）	2051 年，老年人口规模将达到峰值 4.37 亿人，老龄化水平基本稳定在 31%
高龄老年人口及占比	80 岁及以上老年人口将达到 3067 万人，占老年人口的 12.37%	80 岁及以上老年人口将达到 9448 万人，占老年人口的 21.78%	80 岁及以上高龄老人占老年总人口的比重将保持在 25% ~ 30%

然而，我国养老金财富积累不足，截至 2014 年，我国各项养老金资产占 GDP 比重仅为 9%，远远低于发达国家 20% 或以上的占比。可以预见，老龄化问题一定是中国一个主要的问题，政治、社会、经济、文化，一定会全方位地受到老龄化的冲击，特别是健康和养老的需求。

三、养老与健康产业

养老产业和健康产业，不能局限性地认为是一个产业，它是一个体系，一个庞大的产业体系。健康需求是人们的第一需求，未来，养老产业及健康产业将逐渐成为国家、社会的主流产业。

（一）养老产业链

养老产业链是养、医、疗、学、乐等的一体化，包括社区养老、居家养老、机构养老及老年产品等。这个体系里有许多拥有美好前景的子产业：面向所有老年人的健康管理服务业；面向失能患病老年人的康复护理业；面向社区居家养老老年人的家政服务业；面向中低龄健康老年人的老年文化教育业、再就业咨询业；面向机构社区和家庭老年人的老年宜居服务业；面向中等收入以上老年人的老年金融理财与保险业；等等。

（二）大健康产业

传统健康观就是"身体无病即健康"，但随着时代的进步，现在的健康观意味着整体健康，在身体、精神和社会等方面都处于良好的状态，具体包括生理健康、心理健康、心灵健康、行为健康、社会健康、智力健康、道德健康、环境健康等。在这个前提之下，我们的健康产业不仅指传统的医药卫生产业，而是与人的整体健康相关的产业的统称，一个与健康直接或间接相关的产业链和产业体系。旨在维持健康、修复健康、促进健康的一系列有规模的产品生产、服务提供及信息传播等活动都可称为健康产业。这样一来，产业将形成"以预防为主"的大健康格局。

（三）健康养老产业与社会保障的发展

社会保障非常重要，它提供了一个最基层的保障。社会保障可以分为全民保障和基本保障，习近平总书记在党的十九大报告中明确提出全民保障。基本保障对于养老来说，就是替代率，基本是50%～60%；社会保障的医保指的是基层医疗保障，各地医院不允许搞高端医疗，只允许搞服务医疗，这是公立医院的资源有限性和公益性决定的。

（四）健康养老产业与互联网、大数据

互联网、大数据是一个重要基础性的工程，对政治、经济、文化、教育、军事、生产方式与生产力、社会生活方式、人的生活质量、生命质量等会产生革命性影响。以医疗为例，互联网与医疗相结合，可以发展精准医疗、智慧医疗、智慧医保、远程医疗、健康管理等。

（五）政府职能转变

健康医疗、养老产业、健康产业都跟政府的职能密切相关。党的十八届三中全会明确提出实现政府职能的转变，政府购买公共服务。我认为应建立公共服务型政府，形成以民生为导向的绩效考评机制。无论产业还是服务业，想要快速发展都不能由政府垄断，因此政府应在大病保险、农村养老保险、社区居家养老、慢性病管理、智能医疗诊断等诸多领域实现整体规划。

（六）改善服务方式

随着社会的发展和进步，养老方面的需求会剧增，要从损失补偿转向提供服务，完善居家养老、医养结合，把有关的制度建立起来，把服务体系建立起来。

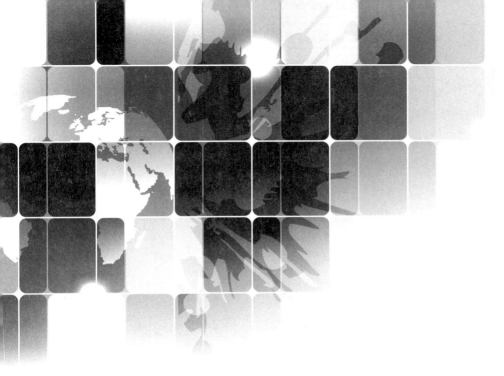

应征论文

YINGZHENG LUNWEN

商业银行创新支持
广东养老产业发展的策略研究

姚 伟 卿 莹 唐 培[①]

一、引言

近年来，随着我国社会步入老龄化步伐的加快，国家部署了支持、推动养老产业发展的一系列重要措施。2017 年 3 月，国务院印发《"十三五"国家老龄事业发展和养老体系建设规划》，明确了"十三五"时期促进老龄事业发展和养老体系建设的指导思想、基本原则、发展目标和主要任务。习近平总书记在党的十九大报告中更明确指出，"要积极应对人口老龄化，构建养老、孝老、敬老政策体系和社会环境，推进医养结合，加快老龄事业和产业发展"。服务实体经济是金融的本职，养老产业的发展也离不开金融业特别是商业银行的大力支持。同时，养老产业本身体量巨大、增速加快，派生的一系列养老金融服务需求也为商业银行创新转型提供了新的发展机遇。总的来看，大力支持养老产业发展，既是商业银行担当社会责任的必然要求，也是因势而变打造业务新增长点的必然需要。

广东是人口老龄化的大省，广东养老产业的发展也走在全国的前列；广东是金融大省，商业银行是服务支持养老产业的主力军之一。因此，探索新形势下商业银行服务支持广东养老产业发展的宏观环境、机遇挑战和创新模式，具有重要的现实意义。除了本部分外，本文将从四个方面展开分析研究：第二部分，梳理广东养老产业发展的政策体系和特点，解析宏观大背景；第三部分，

---

① 姚伟，金融学硕士，中国银行广东省分行办公室高级经理，中国银行全球调研专家；卿莹，文学硕士，中国银行广东省分行办公室研究员；唐培，经济学硕士，中国银行广东省分行办公室研究员。本文选自第 22 期珠江金融论坛——金融支持健康产业发展论坛的应征论文。

分析广东养老产业发展的整体格局和趋势，解析市场微观基础；第四部分，辩证思考商业银行服务广东养老产业面临的机遇和挑战，解析未来发展前景；第五部分，探寻商业银行创新服务支持广东养老产业发展的创新模式，展望未来产融结合的创新路径。

二、广东养老产业发展的主要政策体系和特点分析

广东是我国老年人口最多的省份之一，人口年龄结构自 2012 年起全面进入"老年型"时期，呈现人口基数大、发展趋势快的特点。截至 2016 年，全省 60 岁以上的户籍老人已经达到了 1278 万人，占户籍人口总数的 14.2%，预计到 2020 年，这一数字将达到 1500 多万人，占比约达到 16% 以上。鉴于此，广东省委省政府高度重视养老保障体系建设，在养老产业顶层设计上，坚持走差异化创新发展之路，通过不断的探索与实践，形成了以《关于加快发展养老服务业的实施意见》和广东"十三五"规划纲要为主体，多项政策、各市地方政策为支撑的独具特色的"1 + 1 + N"养老产业政策体系。

（一）纲领性政策出台指明养老产业方向

2015 年，广东省政府出台《关于加快发展养老服务业的实施意见》（以下简称《实施意见》），成为新时期广东养老服务产业发展的纲领性文件；2016 年，《广东省国民经济和社会发展第十三个五年规划纲要》（以下简称《规划纲要》）进一步指明了未来一段时期广东养老产业的发展方向，突出表现为四个特征：一是目标宏大。到 2020 年，广东将全面建成以居家为基础、社区为依托、机构为支撑的，功能完善、规模适度、覆盖城乡的养老服务体系。实现社区养老服务设施覆盖所有城市社区、90% 以上的乡镇和 60% 以上的农村社区，每千名老年人养老床位数达 35 张以上，机构养老、居家社区生活照料和护理等服务提供 40 万个以上就业岗位。二是任务明确。《实施意见》明确重点推进完成养老服务设施建设、养老机构建设、健全基本养老服务制度、完善养老服务网络、医疗卫生与养老服务融合、养老服务队伍建设、养老产业发展、养老服务业综合改革试点八大任务。要求各级政府切实履行统筹规划、政策扶持、资金引导、典型示范、监督管理等职责，由民政部门和发展改革部门牵头建立养老服务业部门间联席会议制度，定期分析养老服务业发展情况和存在的问题，研究加快推进养老服务业发展的各项政策措施。三是措施给力。《实施意见》在资金投入方面要求各级政府加大投入，各级福利彩票公益金要按不低于 50% 的比例集中

使用于养老服务体系建设，鼓励金融机构加快金融产品和服务方式的创新；土地供给上将养老服务设施建设项目用地纳入年度建设用地供应计划，加快办理用地手续；落实税收优惠，对养老机构相关经营行为实施减税、免税优惠。四是双重保障。《规划纲要》提出推进城乡居民基本养老保险与城镇职工基本养老保险有效衔接，探索建立城乡一体化的基本养老保险制度体系，完善企业年金和职业年金制度，发展商业养老保险，建立覆盖城乡的老年保障体系，推动和完善养老院、老年活动室等养老设施建设，逐步提高养老保障和老年人医疗保障水平。

（二）多领域政策配套支持完善养老产业体系

在《实施意见》和《规划纲要》"1＋1"总领下，广东关于促进养老产业发展的一系列扶持政策陆续出台。例如，省民政厅、省发展改革委制定出台《广东省养老服务体系建设"十三五"规划》，从执行层面对促进广东养老服务产业发展提出具体目标，明确主要任务，细化保障措施。一是突出整体体系建设。要求"十三五"期间全面建成以居家为基础、社区为依托、机构为补充、医养相结合的多层次养老服务体系。逐步实现养老服务法制化、社会化、专业化、标准化、信息化和产业化的发展格局，让养老服务业成为广东省服务业发展的新增长点。二是突出基础设施建设。加强城市、农村社区养老服务设施建设，经济发达地区的广州、深圳、珠海、佛山、东莞、中山、江门 7 市及佛山市顺德区城乡社区养老服务设施覆盖率达 100%，农村达 90%；其他地区城市社区养老服务设施覆盖率达 100%，乡镇达 30%，农村达 60% 以上。三是突出社会资本支持。发挥社会办养老机构主体作用，通过政策扶持、公益创投、政府和社会资本合作（PPP）、建设—经营—转让（BOT）建设等方式引导国内外社会资本投资兴办、运营养老机构。PPP、BOT、公建民营、民办公助等多种形式的社会办养老机构床位数达养老床位总数的 50% 以上。再如，广东省民政厅、国家开发银行广东省分行制定了《关于做好开发性金融支持社会养老服务体系建设工作的通知》，重点对养老机构建设、社区居家养老服务、居家养老服务网络建设等项目给予贷款支持；省人社厅发布了《关于 2017 年调整退休人员基本养老金的通知》，重点调整增加企业和机关事业单位退休人员基本养老金，全省 570 多万名退休人员纳入调整范围，定额调整按照每人每月增发 55 元，定比调整每人每月按照本人调整前基本养老金月标准的 3.2% 增发。据省民政厅统计数据，截至 2016 年底，广东 21 个地级以上市均建立普惠型 80 岁以上高龄老人补贴制度，各级财政用于发放高龄津贴的资金超过 14 亿元，领取高龄津贴的老年人总数超过225万人，成为全国高龄补贴制度覆盖面最广、受益老年人数最多的省份。

（三）地市差异化政策创新促进养老产业发展

在一系列统领性养老政策推动下，广东各地市也在积极推动差异化的养老政策创新，涌现出一批各具地方特色的养老支持政策。其中，广州市印发《广州市长期护理保险试行办法的通知》，积极试点实施长期护理保险制度，探索建立长期护理保险制度，创新探索建立长期护理保险制度，广州也成为全国首批15个长期护理保险制度试点城市之一；出台《广州市促进健康及养老产业发展行动计划（2017—2020年）》（送审稿），拟推出用地优惠政策，简化环评、消防审验等手续，加大财政资金支持等措施，扶持健康及养老产业发展，到2020年，广州健康及养老产业发展规模力争超5000亿元。深圳市印发《关于全面放开养老服务市场提升养老服务质量的若干措施（征求意见稿）》，将通过优化养老机构审批手续、放宽准入条件和优化市场环境等手段，引导社会资本进入养老服务业领域，提升养老服务和产品的供给能力。珠海市印发《关于完善我市养老制度和体系、发展养老事业的议案办理方案》明确，到2020年建立起与人口老龄化进程相适应、与经济社会发展水平相协调的社会养老服务体系。

三、广东养老产业发展的整体格局和趋势分析

在"1+1+N"系列养老政策助力下，广东养老产业发展在全国处于领先地位。当前，经过传统行政性养老事业主导阶段，由于快速城镇化、市场化和国际化的现代社会转型发展，广东养老产业不断地向市场化迈进，初步形成了传统养老服务产业化转型、主流养老产业多元化发展、前沿养老产业渐进式进驻三种模式并进发展的养老产业格局。

（一）传统行政性养老事业模式正在产业化转型

当前，在养老需求扩大及养老供给不足的"双向挤压"下，"养儿防老+单位福利+政府普惠"的传统行政性养老事业难以覆盖老龄化社会的全部需求，养老产业化亟待加速，作为改革前沿的广东，传统养老模式率先开启转型。2010年，广东启动居家养老服务示范活动；2012年7月，《关于加快社会养老服务事业发展的意见》提出广东全面推进居家养老服务；《实施意见》和《规划纲要》提出，到2020年，广东将全面建成以居家为基础、社区为依托、机构为支撑的，功能完善、规模适度、覆盖城乡的养老服务体系。通过大力推进养老

机构建设和社区居家养老服务体系建设，广东从传统的以政府和单位为依托的传统居家养老事业逐步向产业化转型升级。

1. 养老服务社会覆盖面逐步扩大。当前，通过社会资本的注入，广东养老产业加速提挡升级。据民政厅统计数据，广东"十二五"规划建设养老院、社区日间照料中心等养老服务设施达 3.2 万个，比"十一五"规划增长 542.4%；养老总床位 34.2 万张，增加 23.1 万张，增长 208.11%；截至 2016 年，广东全省养老机构共有 2725 家，养老床位数 38.6 万张，每千名老人拥有床位 30.4 张；到 2020 年，每千名老人拥有养老服务床位数将达到 35 张以上。以广州为例，"十二五"期间，广州市民办养老机构建设总投资 12 亿元，新增床位 2.2 万张，平均每年增加 4400 张；2016 年全年新建的 10 家民办养老机构，投资总额也是 12 亿元，新增床位 9000 张。

2. 养老服务社会市场化程度提升。过去广东居家养老服务以政府推动为主、市场运作为辅，近年随着社会机构和社会资金的积极参与，市场化程度进一步提升。一方面，社会组织不断进驻。以广州为例，仅广州一市就拥有 500 多家社会组织参与养老服务市场，2016 年，广州开展"为老服务专项公益创投"活动，带动几十个社会组织参与、投放创投资金 1000 万元、创投项目 68 个。另一方面，政府和社会资金合作程度加深。2017 年，省财政新增安排预算 1.27 亿元，并通过政府和社会资金合作模式，多渠道筹措资金推动养老服务体系建设，例如，万科等企业通过与政府开展 PPP 试点项目运营合作，对养老福利中心进行适老化改造以及医养设施设备更新，打造"没有围墙的养老院"。

3. 养老服务模式多样性日益凸显。一方面，广东支持社会资本开办养老机构。通过特许经营、公建民营、民办公助等方式，支持社会力量创办老年病医院、老年康复院等医养结合机构。另一方面，把嵌入社区式小型养老机构等作为居家社区养老服务设施建设重点。物业公司或居委会与养老服务中心形成"1+1"的运作模式，发挥日间照料中心的作用和"星光老年"连锁运营。例如，广州以专项公益创投项目购买服务的形式广招社会组织参与运营，现有 1460 个星光老年之家、170 个日间照料中心。截至 2016 年底，广东城乡社区养老服务设施共有 3.4 万个，城市社区养老服务设施覆盖率达到 96.2%，农村达到 85%，初步建立起以居家为基础、社区为依托、机构为补充的多层次养老服务体系。

（二）主流市场化养老产业模式正在多元化发展

随着传统养老服务的产业化推进，以及我国中产阶级家庭数量及财富的增长，市场化的养老模式逐步成长壮大、引领主流，而广东作为改革开放的前沿地带，养老产业规模更大、市场化程度更高，根据《关于加快养老服务业综合改革的实施意见》，到 2020 年，广东养老服务业年产值超过 800 亿元，将打造 10 个左右健康养老产业为主的产业集聚（园）区；家庭医生服务覆盖所有城乡社区；养老机构、日间照料中心的医疗卫生服务覆盖率均达到 100%。更为成熟的养老产业链呼之欲出，包括养老地产、养老医疗、养老保险、旅居养老、学习养老几种主流模式。

1. 养老地产是住宅地产延伸拓展的养老产业生态链。"银发经济"促使房企转型掘金养老地产项目，通过跨界合作、资源共享创新养老地产运作模式。截至 2015 年底，已有 80 多家地产开发企业和大量的外资企业布局我国养老地产，投资总额超过 3000 亿元。在养老产业布局上，房地产开发商为第一大参与主体。粤企最早参与养老地产产业，其中，万科目前在全国范围内的养老项目超过 180 个；越秀地产最早与外资澳大利亚独立管理集团（IMG）联手运营广东养老地产，引进世界一流的老年社区运营、服务团队；广州保利中科·和熹会作为保利旗下专业养老服务机构品牌，打造华南区域颐养中心，进军广东中高端养老地产。

2. 医养结合是养老产业长期可持续发展的重要增长点。将医疗资源与养老资源进行有效整合，将"医"（医疗康复保健服务）与"养"（老人生活照护服务）有效对接，"有病治病、无病疗养"。到 2020 年，所有的养老机构建立医养结合机制，所有医疗机构开通绿色通道，65 周岁以上老年人家庭医生签约服务覆盖率达到 80% 以上。同时，《关于加快发展养老服务业的实施意见》提出，加强医疗卫生与居家养老相结合；整合基层医疗卫生资源，为居家养老提供支持服务；鼓励各类金融机构创新金融产品和服务方式，加大金融对医养结合领域的支持力度，有条件的地方可通过设立健康产业投资基金支持医养结合发展。

3. 旅居养老是健康活跃老年群体引领的新兴养老业态。据《21 世纪经济报道》，在当前国内老龄人口中，真正高龄、失智、需要快速进入养老院护理的人口只占 20%，其余 80%，"50 后""60 后"的中老年仍处于"健康、睿智、充满活力"的阶段。在这类人群的推动下，新兴的旅居养老模式应运而生，例如，主要定位于健康活跃老年群体并与酒店旅游业、疗养基地密切相关的季节性休闲养老、旅游度假式养老和健康养生性养老。广东对外开放及融合程度高，老年随子女迁徙、旅游养生、出国进城或回国返乡等"异地养老"情况也越来越普遍，跨区域流动、旅游度假养生及候鸟式迁徙等一系列"活跃流动性"养老业态发达。当前，广东巽寮湾等旅游胜地的旅居养老公寓已初具规模，粤企达安基因也在尝试将海量高端大健康资源对接景宜度假式养生养老模式。随着广东消费升级加快，针对老龄人口"吃、住、行、玩、乐、享"为一体的旅居养老项目将越来越多。

4. 养老保险是养老产业健康发展的有力支撑。一方面，保险公司通过投资养老产业，与保险主业协同发展，有效整合产业形态和商业行为，构建了集资金业务和实体服务为一体，涵盖养老、医疗、护理等的综合服务体系，不仅降低了未来医疗和护理费用风险，也降低了养老运营管理成本。近年来，平安、人寿、泰康等寿险公司，纷纷进军养老产业领域，如泰康凭借"泰康之家·粤园"等高端养老机构，积极参与广东"十三五"养老建设。另一方面，保险公司积极参与居民养老保险资金管理，尤其是企业年金、职业年金管理。例如，广东平安养老险积极推动年金受托业务，受托企业约 24000 家，受托管理企业年金资产规模超 1800 亿元；并与集团内平安银行合作开发了金橙养老保障管理产品，提供与养老保险相关的资金管理服务产品。

5. 学习型养老孕育养老产业中高端化发展契机。随着社会物质文明和精神文明的不断提升，人民对美好生活的向往更加具象化，对当代老人尤其是城市老人而言，对丰富多彩的精神生活需求越来越高。进一步提高生活技能、陶冶情操、聚会社交老友并提升人生价值的学习型养老产业正在兴起，孕育着养老服务产业中高端化发展的契机。当前，广州市有老年人口 130 多万，在校学员约 7.3 万人，约为广州老年人口总数的 4%；佛山市有 59.4 万名 60 岁以上的老年人，但老年大学、老年学校仅有 1.4 万个学位，约占 2%；珠海市现有 60 岁以上老人 14.6 万余人，进入老年大学学习的仅占 3.4%。鉴于此，广东不断引入社会化养老办学，诞生了医养学结合的学院式养老，例如，在岭南大学校园园区设立养生养老基地"岭南养生谷"，配套岭南国际自然医学康复中心等适老化设计；再如，诞生了"互联网 + 养老"的智慧化养老办学尝试，如我国首个网络老年大学—广东美好盛年大学。

（三）前沿代表性养老产业模式正在渐进式融入

据预测，未来 10～15 年，养老产业将进入黄金时代。凭借较大的养老需求以及较强的消费能力，广东未来的养老产业还将吸纳和引进更加前沿的养老模式进驻。同时，市场细分化将更加明显，针对不同老年人口的需要，广东将诞生越来越多个性化的养老服务。

1. 粤港澳一体化带动广东养老产业融合升级。作为毗邻港澳的广东，在粤港澳大湾区战略推进过程中，其养老服务业规划也开始融入"粤港澳合作"特色。《关于加快养老服务业综合改革的实施意见》提出，加强穗港澳养老护理转诊合作，推进养老护理员职业资格互认。2017年，建立起穗港澳养老服务机构交流合作的有效平台和长效机制；到2020年，建立1~3个穗港澳养老产业合作开发示范基地，推动跨境养老服务产业发展。同时，结合广东自贸区广州南沙新区片区特点，推动在港澳注册的国际性养老服务机构、社会组织在南沙开展养老服务，推动养老服务贸易自由化。

2. 发达国家养老集团进驻广东中高端养老市场。华夏幸福产业研究院指出，从中美在健康产业上的消费对比来看，我国与美国在健康产业领域的差距在五倍以上。从人均消费和产业占比两个角度推断，到2020年包含养老、医疗等在内的大健康产业规模有望超过10万亿元，2030年将达到20万亿元。差距拉动下，国际养老领域将我国养老市场视为处女地，以高丽泽、奥佩阿、多缪维养老集团为代表的"法国系"；以Emeritus、星堡、魅力花园养老集团为代表的"美国系"；以长乐、礼爱、木下养老集团为代表的"日本系"纷纷进驻。以广东为例，作为法国第四大老年护理机构、占据法国10%市场养老市场份额的高丽泽集团，进入我国后的首个项目落地广东，外资集团提供养老机构的设计、运营及服务，广东提供土地、养老机构建设。

四、商业银行服务广东养老产业发展的机遇挑战分析

当前，我国养老金融发展已进入国家战略层面。2016年，中国人民银行、民政部、银监会、证监会、保监会联合发布《关于金融支持养老服务业加快发展的指导意见》，明确了养老金融相关政策，要求到2025年建成与人口老龄化进程相适应的金融服务体系；2016年，国家"十三五"规划明确指出，要积极开展应对人口老龄化行动，建设多层次养老服务体系，并强调金融机构要创新产品和服务方式，改进和完善养老金融服务。对于社会普惠而言，养老属于社会性事业；对于市场前景而言，养老将诞生万亿级市场。商业银行是现代金融的主动脉，是实体经济的输血者，发展养老金融、服务养老产业是其义不容辞的责任担当；同时，在我国养老产业初级阶段进行布局，商业银行大力发展养老金融将为其转型发展提供新机遇和新空间。一方面，养老金融将成为商业银行业务发展的"新蓝海"，为商业银行带来长期稳定的业务收入来源和新的利润增长点；另一方面，养老金融将成为商业银行转型升级的"助推器"，推进商业

银行的服务模式和产品创新。

（一）广东地区商业银行发展养老金融的主要机遇

1. 养老产业规模化发展为商业银行带来基础业务的新机遇。随着老龄化社会步伐的加快，政府层面更加重视养老体系建设规划，并将更加注重细化、量化，更加注重执行、落地。养老产业将成为未来社会经济发展的重点和热点，甚至成为支柱。对于商业银行而言，一方面，养老产业将巩固收入来源。与传统银行业务相比，养老产业金融业务具有经营周期长、业务发展持续稳定、规模效应显著等特点，能够带来长期稳定收入。另一方面，养老产业将带来新的业务增长点。基数庞大且增长迅速的老年客户群体也为商业银行扩大客群，增加存款、理财等提供长期稳定的资金来源提供了巨大空间。

2. 养老产业消费化趋势为商业银行带来消费金融的新机遇。改革开放 40 年来，广东处于最前沿地带，连续 28 年位居我国经济第一大省，"幸福广东"建设更将在短期内助力广东人均可支配收入达到 3.5 万元，逼近中等发达国家水平，其中珠三角有望达 4.4 万元，2020 年农村也将达到 2 万元左右。伴随着广东老龄人口比例的不断提升，养老产业必将呈现规模化发展趋势，涉及衣食住行、生活照料、医疗服务、文化健身娱乐等众多领域，养老消费将不断升级，为商业银行发展消费金融业务打开了新的蓝海市场。

3. 养老产业多样化融资为商业银行带来资管业务的新机遇。由于投资回报周期较长等原因，养老产业的发展往往需要多渠道融资，以弥补资本青睐度较低的局限，因此，养老产业融资模式更加多样化。当前，政府和社会资本合作的 PPP 模式，以及资产证券化支持养老地产的 REITs 模式均成为养老产业的助力。以广东为例，由于广东房地产企业众多，万科、恒大、碧桂园等知名房企在房地产行业的后周期阶段均面临行业转型的转折点，挖掘养老产业下一阶段的重要目标，例如，万科已在深圳承接了全国首家公办养老机构 PPP 试点，而借鉴美国养老地产经验的 REITs 模式也进入了房地产企业的视野，为商业银行联合政府养老事业及房企养老产业进行 PPP、REITs、产业基金等大资产管理创造了新的契机。

4. 养老产业智慧化升级为商业银行带来科技金融的新机遇。工业和信息化部、民政部、国家卫生计生委发布了《智慧健康养老产业发展行动计划（2017—2020 年）》，旨在促进优秀智慧健康养老产品和服务推广应用。随着智慧健康养老目标和发展路径的提出，超万亿规模的智慧健康养老产业市场空间将正式开启。广东将凭借"广深科技走廊"的科技力量为养老产业注入更大活力，如研发机器人"护工"，除了陪伴娱乐，可实时监测被护理对象，发现异常情况即可及时报警，远程求助，医疗专家也可以远程查询健康指标并问诊；中国人寿与广东华为联手打造智慧养老联合创新实验室，将在智慧养老创新方面展开多项合作。智慧养老属于科技金融领域，万亿级市场为商业银行发展投贷联动等投行业务打开了广阔空间。

5. 养老产业跨界化融合为商业银行带来联动创新的新机遇。我国2000年左右进入老龄化社会，从行政性养老事业过渡到养老产业是近年来发生的新动向。养老产业不仅属于新兴领域，而且涉及地产、保险、快消、医疗、服务、文娱等行业的跨界融合，以及不同企业主体的融合，形成"政府+国企+落地机构"的系统化交互格局。因此，涉及养老产业的金融业务也将更多体现为创新性、综合性、开拓性的服务。就广东而言，根据《广东省促进老龄事业发展和养老体系建设实施方案》，广东促进养老产业融合发展，将由各主体开发养老服务，丰富养老设施，全面构建多层养老服务体系。鉴于此，商业银行通过推动多条线、多部门、多平台联动开展养老金融创新将大有可为，与证券、保险、基金、信托等跨界合作创新也将有更大空间。

6. 养老金投资产品化时代为商业银行带来托管业务的新机遇。为促进企业年金市场健康发展，提高企业年金基金投资运营效率，2013年出台了《关于扩大企业年金基金投资范围的通知》和《关于企业年金养老金产品有关问题的通知》，经过3年多的发展，养老金产品在2016年出现井喷式增长，截至2016年末，已备案398只养老金产品，产品规模达2214亿元，共有10家商业银行参与养老金产品托管。早在2010年，中国工商银行广东分行即投产了集业务处理与管理于一体、集受托管理与账户管理运作于一体、支持各类养老金管理的养老金综合管理系统，代表了广东商业银行对于养老金产品成熟的托管能力。鉴于此，商业银行参与基本养老保险基金、企业年金、职业年金等养老基金资产管理服务，在监管趋严背景下，这是拓展低风险资金的新机遇。

（二）广东地区商业银行发展养老金融的主要挑战

1. 从需求侧看，广东地区居民养老储备的意识和能力仍显不足。养老金融发展壮大的一个重要前提是国民有一定的资产积累且有相应的养老储备意愿。但从目前来看，一方面，我国"居者有其屋"的传统观念叠加房地产"黄金十年"，当前，居民家庭资产配置呈现以房产等实物资产为主、金融资产为辅的特点，专门用于养老的资产严重不足。同时，老龄人口收入来源渠道比较单一，且收入不高、消费支出较大，部分群体处于贫困状态，限制了养老金融需求的基础性条件。另一方面，居民整体对养老金融缺乏认知，在养老资产准备方面存在较大不足，而老年人具有更为保守的金融观念，低风险和高收益难以同时满足，更加限制了养老金融的发展。

2. 从供给侧看，广东地区商业银行养老金融产品服务供给仍不够。2018年，改革开放即将迎来40周年，广东作为改革开放的前沿，人均收入水平较高，居民养老储备意识开始增强。但总体而言，养老金融发展还处于起步阶段，发展经验不足，无论是大型银行还是股份制银行均未完全规划养老金融发展，导致金融产品供给跟不上社会形势及市场需求。以养老理财产品为例，商业银行提供的养老理财产品以保证收益为主，和非养老型产品并无实质性区别，产品同质化、单一化难以满足公众多元化需求。以养老机构开发为例，商业银行提供的开发贷款和普通房产开发贷款雷同，并未进行合理的区分和差异化管理。

3. 从风险控制看，养老产业项目周期较长而不可控风险因素较多。养老产业具有投资周期长、盈利能力相对较低等行业特征，针对养老产业的融资环境尚未建立和完善，对于商业银行而言存在潜在的风险。一方面，养老产业金融政策偏宏观。虽然支持养老产业发展的政策不断出台，但总体来看，大部分政策文件停留在引导层面，对如何鼓励金融支持养老产业发展的细化措施并没有明确规定，导致养老产业项目实践中相关政策难以落地。另一方面，养老金融市场尚未成熟。尽管政策支持PPP、产业基金等模式助力养老产业项目，但由于社会资本的投资回报难以预知等原因，若商业银行单一渠道过多介入，或难以预估风险。

五、商业银行创新服务支持广东养老产业发展的策略

广东地区养老金融发展仍有着巨大的潜力，随着各项利好政策不断出台、养老产业的逐渐壮大、居民收入增长以及养老金融意识的加强，养老产业必将缔造未来发展的蓝海市场。广东辖内商业银行加快布局养老金融领域，既是因势而变挖掘新兴增长点的需要，也是担当社会责任、建设"幸福广东"的使命要求。广东银行业应高度重视养老产业的发展，密切跟进养老产业发展趋势，以七个"+养老金融"创新构筑商业银行支持养老产业发展的牢固基石。

（一）创新"政策+养老金融"，体现商业银行社会责任担当

养老服务产业具有很强的政策驱动属性，目前养老服务产业政策体系已趋完备，但养老服务金融相关政策集中于宏观规划，而具体的政策导向与配套细

则尚不明确，商业银行应紧抓养老金融服务市场政策培育期机遇，积极研究政策精神，主动拥抱行业发展动向。一是力争政策支持，在明确养老金融发展方向基础上，制定配套措施，积极争取财政贴息、专项补助资金、政府引导基金等共同支持养老服务产业发展。二是主动配合监管，养老服务金融具有典型的混业经营特征，金融机构要主动配合监管机构，规范自身经营行为以适应市场和行业监管，共同推动行业健康稳定发展。三是积极主动作为，在政府加强养老规划引导下，银行业应通过行业协会等组织整合发挥行业协作合力，加强养老服务金融知识普及，提高居民养老准备意识，为养老服务金融发展营造良好的发展环境。

（二）创新"战略＋养老金融"，做好商业银行发展顶层设计

相对于养老服务产业巨大的发展空间和市场需求，养老金融服务供给侧仍存在短板，服务水平跟不上日益增长的养老产业需求。考虑到广东当前养老金融跨越式大发展的态势，原来"一事一议"的个案发展模式已然不能适应现实发展需要，也难以满足更大范围复制推广的要求，商业银行应加快在全行层面制定统一、明确和规范的战略规划和具体指引。一是明晰整体规划。建立服务支持养老产业发展的战略规划，明确养老金融业务发展目标定位，确定相关基本思路与参考方案，加强相关业务发展的前瞻性资源配套支持。二是明细发展策略。加强对企业年金、养老保险、资产业务、负债业务等养老金融细分领域研究，在整体研究的基础上，结合细分领域的业务特点，制定各种不同类型业务发展策略，指导开展差异化发展。三是明确组织架构。及时调整、变革组织架构以适应养老金融战略实施，探索养老金融事业部、养老金融专业子公司等运营模式，尽快形成因地制宜、因人而异的经验复制推广全省银行业金融机构。

（三）创新"产品＋养老金融"，完善商业银行产品服务体系

养老产业、养老服务业属于实体经济发展的新业态，需要各金融机构以创新的思维、创新的金融产品、创新的服务模式来面对这个新业态的蓝海。创新成为金融业服务养老区别于传统服务行业的最重要标志，当然也成为金融业在市场竞争中的利器。广东商业银行应加大对养老金融的资源投入，强化养老金融产品创新，不断提升养老金融产品的竞争力，扩大养老金融产品覆盖面。

创新养老金金融产品。以抢抓养老保险制度改革业务为契机，加大对企业年金的争揽，积极推广年金产品。持续跟进养老保险基金投资运营方案的政策动向，与财政、社保等政府部门建立长效联络机制，提前做好产品创新和服务推介工作，以便在政策落地时能及早开展业务合作。

创新养老产业金融服务。一是择优介入养老地产项目，重点选择拥有成功养老地产开发经验的央企、地方龙头企业、保险公司等，支持预期入住率较高、未来现金流入稳定的项目。二是逐步加大对医养融合类企业的支持力度，重点支持达到省级示范性养老机构标准的由地级市政府投资的公办养老机构。三是尝试与医疗器械产品生产商特别是龙头企业开展合作，跟进行业并购整合动态，积极寻找业务机会，重点支持医药龙头企业"走出去"项目、并购项目、外资企业"引进来"项目。四是积极介入实力雄厚企业和具有政府背景的大健康产业基金，有效衔接传统信贷业务与基金投资业务。五是针对养老产业链研发具有养老产业特色的信贷组合产品，丰富抵（质）押担保形式等。

创新养老服务金融领域。一是深耕养老理财业务领域，开发并销售期限较长的固定收益性银行理财产品、长期限分段计息理财、封闭式非保本浮动收益型理财产品等类型的老年客户专属理财产品。向客户提供养老综合理财规划，包括疾病养老、病护保障、财产传承等综合性理财顾问服务。二是在学习和借鉴国际经验的基础上，在老龄化程度较高、市场较为成熟的区域如广州、深圳，推出住房反向抵押贷款业务，不断积累业务经验并适时复制推广。三是逐渐做大消费金融，向老年客户提供装修、购车、车位、账单、教育等消费类信贷业务，开办老年人房屋维修贷款和老年人授信额度贷款。四是开发和销售包括养老年金、意外保险金和增值服务三部分权益的保险年金产品。

（四）创新"平台＋养老金融"，搭桥商业银行跨界联动合作

养老服务产业体量巨大，参与主体多元，部分项目回报周期很长，同时许多项目还兼具公益基因，商业银行更应加强联动合作，形成合力推动普惠共建、利益共享、责任共担的市场格局。一是加强同业合作。商业银行可以寻求与其他机构的合作，有效整合外部资源，实现优势互补，整合渠道及产品资源，完善养老金融服务体系。二是加强内部联动。商业银行各级机构应加强公私联动营销，向企业推介养老产业金融优势产品，在提供公司金融服务的同时，积极向企业员工推广老年卡、常青卡、社区卡等个人金融产品，进一步完善客户服务和营销体系，对区域、客户、产品分别进行分类管理，通过优化结构促进不同类别、不同层次养老金融产品的发展。三是加强非银金融机构合作。商业银行应发挥资金融通优势，在风险可控的前提下，多渠道加大对养老产业的资金支持。在国家政策允许下，通过与证券、基金、保险、信托、融资租赁等金融机构合作，设立养老专项债务融资工具、养老产业基金、养老信托计划、养老设施租赁、养老产业链债务融资产品等服务平台，吸引更多社会资金、民间资

本等进入养老产业，拓展养老产业资金来源。

（五）创新"渠道＋养老金融"，打造商业银行特色服务渠道

根据广东养老服务产业发展实际，鼓励部分养老产业发展基础较好、政策优先支持、创新能力较强的地区，可以优先考虑先行在广州、深圳、佛山等地建立养老金融特色支行，在养老产业授信政策、规模分配、产品创新、人员配置、绩效考核等方面给予大力支持，单独制订绩效考核方案，开辟养老金融业务绿色审批通道，对特色支行业务提高审批效率，通过与知名企业建立战略合作的形式，将养老金融特色支行打造成全行系统内和社会上具有一定知名度的名片，培育其高于同业的核心竞争力。同时，在养老特色支行业务范围内，精选养老产业链中的朝阳企业、现代服务业中的品牌企业，深化合作内涵，构建"一站式"养老特色增值服务体系，在产品、服务、设施等方面进行调整，通过环境设施、产品配置、金融服务、流程制度等方面的适老性调整和差异化设置，设置养老金融产品和服务的体验店，并在成熟后适时在全辖推广。

（六）创新"互联网＋养老金融"，加强商业银行金融科技效能

新一代信息技术正推动整个社会的变革，在"互联网＋"时代，金融科技正在快速发展，传统金融与互联网金融在资金、风控技术及金融创新等方面的合作更加密切，养老服务金融发展也将步入快车道。一方面，互联网和移动支付的普及，大大提高了中老年人获取金融服务的便利性，商业银行通过网上银行、手机 APP、第三方平台等线上平台，为中老年人提供丰富的金融产品、普及金融理财知识的同时也降低了金融机构的成本，有效扩大了客户群体；另一方面，智能投顾快速兴起，通过大数据和人工智能分析个人投资偏好，结合长期投资目标进行个性化资产配置，将助力提升养老金投资科学性和专业性；此外，区块链技术的发展，将有效提升养老服务金融的精细化和安全性。

（七）创新"风险＋养老金融"，保障商业银行可持续健康发展

养老服务产业对应金融产品和服务具有期限长、环节多、复杂度大而持续管理要求高等特点，同时，政府主导色彩比较浓厚，配套政策尚不完善，其中的政策风险也不容小觑。对此，商业银行在加快业务发展的同时要进一步强化风险管控，保障业务健康持续发展。一是在养老金融产品期限、担保方式、客户群体选择等多个方面认真研究和甄别，择优续做相关业务，确保资产质量安全。在营销过程中谨慎选择客户，强化对客户整体实力的考核，增强担保能力。二是着力平衡业务发展与风险管控的关系，金融产品设计要适度，避免出现过度金融创新的产品，产品宣传营销要做到诚信第一，严禁夸大投资收益的行为。

三是加强专业养老金融人才培养，可通过合作交流、外部聘任方式，组建 IT 系统、风险管理、资产管理、法律、养老产业等方面的外部专家团队，为养老金融业务快速发展提供高职业道德素质人才保障。

参考文献

［1］中国养老金融 50 人论坛．中国养老金融发展报告（2017）［M］．北京：社会科学文献出版社，2017.

［2］李宝元，于然，仇勇，等．2015/16 中国人本发展报告：何以养老?［M］．北京：经济科学出版社，2016.

［3］王明华，刘珍，李楠竹．中国养老产业发展走势及政策导向［J］．财经问题研究，2017（4）：28－34.

［4］胡继晔．养老金融：理论界定及若干实践问题探讨［J］．财贸经济，2013（6）：43－52.

［5］陈游．中国社会老龄化背景下商业银行养老金融业务创新的机遇——借鉴美国经验［J］．现代经济探讨，2014（6）：69－77.

［6］徐丹．商业银行发展养老金融策略分析［J］．新金融，2013（11）：36－41.

［7］张佩，毛茜．中国养老金融创新发展：现实障碍、经验借鉴与应对策略［J］．西南金融，2014（7）：43－47.

［8］陈艺．中国养老金融业发展现状分析［J］．经济研究导刊，2013（4）：83－84.

我国健康产业发展现状及提升策略研究

杨　哲[①]

一、绪论

（一）研究背景及意义

1. 研究背景。（1）市场背景。健康产业作为拥有巨大市场潜力的战略风口产业，包罗了与人类健康相关的各个产业，由医疗性健康服务和非医疗性健康服务两大部分构成，已形成了四大基本产业群体：以药品、医疗器械、医疗耗材产销为主体的医疗产业；以医疗服务机构为主体的医疗产业、健康养老产业；以保健食品、健康产品产销为主体的保健品产业；以健康检测评估、咨询服务、调理康复和保障促进等为主体的健康管理服务产业等与人类健康紧密相关的生产和服务领域。与此同时，随着产业的集约化发展，我国大健康产业的产业链进一步扩张和完善，新兴业态正不断涌现，大健康领域新兴产业进一步将医疗旅游、食品深加工、精准医疗、营养保健产品研发制造、高端医疗器械研发制造等业态涵盖进来。

（2）政策背景。我国大健康产业发展面临良好的政策环境。2016年作为"十三五"规划的开局之年，与"健康中国"相关的医药生物产业政策持续落地，行业由此将迎来历史性发展机遇。2016年10月，国务院印发的《"健康中国2030"规划纲要》，明确提出健康服务业总规模于2020年、2030年超过8万亿元和16万亿元，"健康中国"已正式上升为国家发展战略，指导落实各项具体建设。2017年党的十九大再提健康中国战略，完善国民健康政策，为人民群众提供全方位全周期健康服务。

---

① 杨哲，就职于中国工商银行广州东城支行。本文选自第22期珠江金融论坛——金融支持健康产业发展论坛的应征论文。

2. 研究意义。推进健康中国建设，是全面建成小康社会、基本实现社会主义现代化的重要基础，是全面提升中华民族健康素质、实现人民健康与经济社会协调发展的国家战略，是积极参与全球健康治理、履行 2030 年可持续发展议程国际承诺的重大举措。未来 15 年，是推进健康中国建设的重要战略机遇期。经济保持中高速增长将为维护人民健康奠定坚实基础，消费结构升级将为发展健康服务创造广阔空间，科技创新将为提高健康水平提供有力支撑，各方面制度成熟、完善将为健康领域可持续发展构建强大保障[①]。

随着人们生活水平的大幅提升，对于健康的诉求也在不断升级，在健康意识显著提升的背景下，健康的消费升级将激活健康服务市场。为此，在一系列政策引导、需求下，中国大健康产业将迎来巨大的发展空间与机遇。2010 年时我国的大健康产业规模为 1.55 万亿元，而 2016 年达到 5.61 万亿元，复合增长率高达 19.4%。预计到 2020 年，我国大健康产业的产值规模有望占 GDP 的 10% 以上[②]。

（二）文献综述

当前，我国已经形成包括医疗、医药、保健品、健康服务和文化四个基本方面的、相对完整的传统健康产业体系。在传统健康产业体系框架下，在医疗卫生机构方面，其数量近年来变化不大，总体趋向稳定，医疗服务资源配置稳步改善，具备了较好的服务能力基础；在医药产品方面，药品科研创新能力持续增强、药品生产和经营企业数量持续快速增长，医药工业增加值、主营收入、利润总额增速高于工业整体增速、出口交货值同比增加，医疗器械生产企业数量正处在增长期；在保健品方面，保健食品企业的创新能力呈现疲弱态势，且保健食品生产企业数量受监管政策影响增长势头呈现下滑趋势；在健康服务方面，健康体检行业迅速发展，商业保险普及率不高、医疗保险市场规模潜力巨大，健康类产品广告业整体快速发展。

与此同时，围绕健康产业的发展，包括养老地产和医疗地产、健康产业融资、传统中医等在内的大健康产业也迅速崛起。经过不断发展，中国的大健康产业已经成为资本追逐的风口，其复杂程度和专业壁垒让多元细分领域充满机遇，在资本和创新技术的双重驱动下，中国健康产业正在以日益开放融合的姿态掀起规则重建、结构调整的变革浪潮。

（三）论文结构

本文首先通过对我国健康产业中传统的医疗、医药、保健品、健康服务、

① 资料来源：中共中央、国务院．"健康中国 2030"规划纲要，2016.
② 资料来源：中国投资咨询网［OL］．大健康产业投资前景"健康中国 2020"大健康产业研究报告.

养老地产和医疗地产、传统中医药及健康产业融资模式等现状进行分析，指出传统健康产业的四个主要方面仍面临不同的问题；养老地产和医疗地产发展处在服务、产品和盈利模式的探索阶段；传统中医药的发展还远不能满足人们日益增长的健康需求；健康产业融资模式单一、相关企业面临资金短缺、金融服务缺失等问题。最后，针对我国目前健康产业发展过程中积累的经验和面临的不足，有针对性地提出相应的提升策略。提出通过产业基金整合优势资源、引领产业创新；通过集群化发展产生规模效益，打通健康产业链、降低生产成本、提高创新能力；通过提升发展传统中医药的战略意识促进传统中医药行业的发展；通过利用技术创新、大数据和智能设备、互联网等高科技和新理念促进大健康产业发展；通过利用多种金融手段为健康产业提供源源不断的动力。

二、我国健康产业发展现状

（一）我国健康产业的概况

我国健康产业目前处于发展的起步阶段。健康产业的四大基础板块为以医疗服务机构为主体的医疗产业，以药品、医疗器械及其他医疗耗材产销为主体的医药产业，以保健食品、健康产品产销为主体的保健品产业，以个性化健康检测评估、咨询服务、康复保健等为主体的健康服务产业。此外，随着人们生活水平的提高、健康需求的与日俱增，养老地产和医疗地产也迅速崛起；传统中医药产业也借我国发布《"健康中国 2030"规划纲要》的东风迅速成长；健康产业的发展和金融机构、金融产品的协调发展促进了健康产业产融结合的发展新模式。继往开来，大健康领域在探索中逐渐走出一条迅速发展的路径，并迅速成为我国经济新常态下的发展新引擎。

1. 传统医疗、医药、保健品和健康服务产业。（1）医疗产业发展情况。目前我国医疗产业发展依托传统医疗卫生机构发展来开展，以公立医疗卫生机构为主，非公立医疗卫生机构也发挥重要作用。我国医疗卫生服务机构从规模上看，机构数处于稳定的缓慢上升态势；从资源配置上看，软硬件设施改善幅度较大，医疗服务的实际能力和潜在能力有了巨大的提高；从结构上看，民营医院异军突起，发展迅速。

（2）医药产业发展情况。如图 1 所示，我国批准的新药临床数量整体呈几何上升态势，我国的药品研发能力持续增强，我国的药品科研创新能力在快速增强，实际能力和潜在能力有了巨大的提高。如图 2 所示，在医疗器械行业高利润率刺激下，我国医疗器械生产企业的数量整体在快速增加，但受监管部门监管政策收紧，查处医疗器械案件额力度不断加大，医疗器械生产企业数量也出现大幅回调。如图3、图4所示①，我国制药企业数量在2011年之后呈现快速增长态势。我国药品经营企业数量也呈现快速增长态势。这表明，我国药品生产能力还处于快速扩张期，产品种类在快速增加，药品经营企业数量也在快速扩张。此外，我国医药工业增加值、主营收入、利润总额增速高于工业整体增速，出口交货值同比增加，医疗器械行业高利润率刺激下，我国医疗器械生产企业数量整体在快速增加。

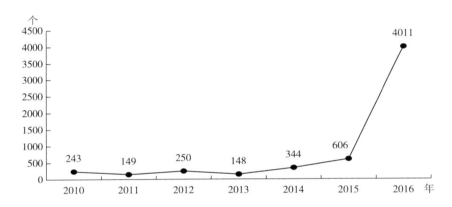

图1 我国批准的新药临床数量

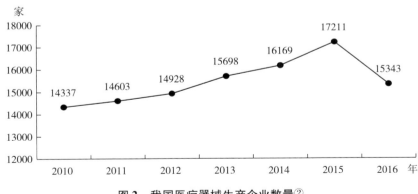

图2 我国医疗器械生产企业数量②

① 资料来源：国家食品药品监督管理局监管统计年报。
② 因生产企业许可证换证期间，一些企业由于未通过GMP认证，暂不具备换证条件而暂缓换证，故药品生产企业数量以及原料药和制剂企业数量均有减少。

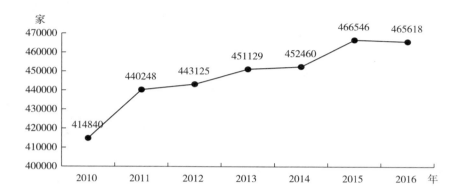

图 3　我国药品经营企业数量

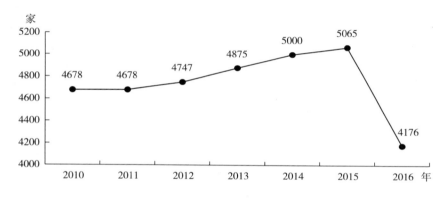

图 4　我国药品生产企业数量

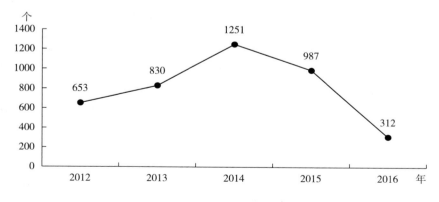

图 5　我国批准保健食品注册申请数量

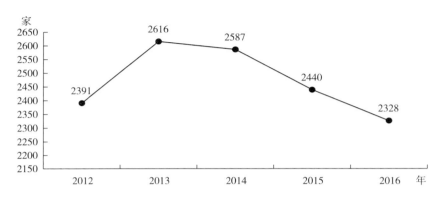

图6　我国保健食品生产企业数量

（3）保健品产业发展情况。据国家食品药品监督管理局公布的数据，我国批准保健食品初次注册申请数呈现逐年大幅增加趋势，并于2014年底达到阶段性顶点，而后随着监管政策的逐步完善和居民消费素养的大幅提升，我国保健食品生产企业数量和创新能力连续2年呈现大幅回落势头（见图5、图6）。我国的保健食品行业虽然已经开始发展，但在市场需求和监管政策的双重影响下，保健食品企业创新能力不足。

（4）健康服务产业发展情况。健康服务产业主要包括健康保险、医疗服务和健康管理三大部门，健康保险机构向消费者提供保险服务，医疗机构向消费者提供诊疗服务，健康管理机构向消费者提供健康体检、健康评估、健康促进等健康管理服务。而随着人们生活水平的提高，健康服务逐渐由从以治疗疾病为导向转变为以预防干预、健康管理为导向，而以健康检测评估等为主体的健康服务产业，指引着健康产业发展的未来。

2. 养老地产和医疗地产。（1）养老地产发展情况。将"健康中国"这一关系到人们生存发展、幸福指数的重要关切问题同历经20年高速发展的房地产行业相结合，依托健康产业广阔的发展前景，为传统房地产企业转型提供更大的创新空间，将医疗、健康管理服务等方面引入房地产项目的"健康地产"，不失为一个既解决房地产改革问题又推动健康产业发展的双赢转型策略。从项目融资端，通过创新养老地产投资手段，利用多元化的投资方式，如抵押贷款、无抵押票据融资、债券融资等低成本的融资渠道，为养老地产项目提供稳定充足的资金来源，支持公司在低谷时期的扩张，有效解决资金占用较长的问题，并为开发商提供更好的退出机制。从项目开发端，可通过设计合适的养老社区开发模式，一是在城市近郊或郊区开发包括老年活动中心、医疗服务中心、老年大学等各种养老配套设施在内的综合型养老社区；二是在城区中开发小型连锁型养老社区；三是将老年公寓与普通住宅共同结合在一栋高层建筑中。从项目运营端，要打造可持续发展的运营模式，通过提供优质的医疗护理、餐饮等，为养老社区提供增值服务，从而获取附加收益。满足不同功能需求，同时提供高比例的公共空间，创造方便老人互相交流的环境。

（2）医疗地产发展情况。在项目开发阶段，通过投资设立和收购参股医疗机构等方式，将医疗和健康管理服务等方面引入房地产项目，发展医疗地产。一是多管齐下，通过投资新建的方式进入医疗地产，既能更好地与集团地产子板块产生协同效应，又能扩大品牌影响力。二是通过收购参股医疗的方式，向医药和非诊疗领域转型和布局，如器械、药品、医疗服务、医院后勤服务等。在项目运营阶段，通过借助科技的力量，将医疗地产与互联网云计算、大数据等技术深度融合，并充分利用房企开发地产项目的"最后一公里"服务圈，借助社区服务体系，为居民就近提供健康服务。

（3）新时代背景下传统中医药的发展。中医药健康产业利用其辨证施治和"治未病"等核心思想，充分契合、满足人们的需求，并进一步影响整个健康产业及医疗政策、经济的发展。随着现代化的进程不断进行，中药也与时俱进，形成了涉及种植、研发、生产、流通、销售的跨行业、跨区域的完整产业链，并在调产业、促就业、保增收、惠民生等多方面发挥其综合优势。中药产业链上不同业态和产品健康产业的快速发展也取得了突出的成绩。相关产值从2009年的7000余亿元增长到2013年的1.2万亿元，并呈现出快速增长的势头，预计到2020年将达到3万亿元，成为我国健康服务业的重要支撑。随着我国综合实力的不断增强，以及传统中医在国际的不断发展，中药健康产业也走出国门，并迅速受到国际社会的青睐和认可。中国海关统计数据显示，截至2017年10月，我国中药材及中成药出口总额达64.5亿元人民币，较2008年（7.81亿美元，折人民币44.49亿元）增长了1.45倍。

（4）健康产业融资模式。人口老龄化、政策驱动、行业技术积累以及人们追求健康的需求推动我国大健康产业发展。如图7、图8所示，我国生命大健康产业的规模迅速壮大，医疗健康产业融资市场保持在相对稳定的活跃状态。健康产业融资模式多样，归纳起来主要有以下几类：一是连锁经营的集团化模式，通过公立医院直接对外投资设立公司，实现了医院的集团化运营；二是融资租赁模式，承租人提出需求，出租人提供资金取得相应物品的所有权，承租人再与出租人签订租赁合同，支付的租金取得物品的使用权并承担租赁物件的风险；

三是通过私募融资或者公开发行股票的方式筹集资金，无须还本付息但需要向股东分配红利的融资方式即股权融资。通过选择投资人或通过价值投资、参与医疗机构的经营和管理，为产业发展提供资金和支持。经营医疗业务的融资租赁公司主要有银行类、厂商类和独立第三方融资租赁公司，融资模式包括简单融资租赁、售后回租、杠杆租赁、厂商租赁等。

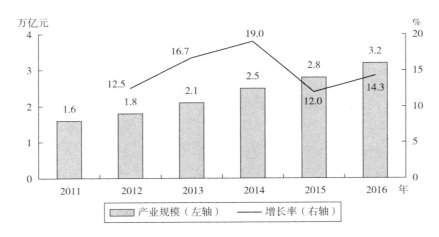

图7 我国健康产业整体规模

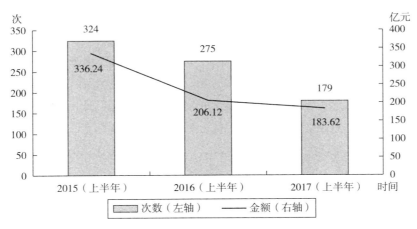

图8 我国健康产业融资次数与规模

（二）我国健康产业发展面临的问题

虽然我国传统健康产业走上了发展的快车道，但我国传统健康产业的四个主要方面仍面临不同的问题。养老地产和医疗地产发展处在服务、产品和盈利模式的探索阶段；传统中医药的发展还远不能满足人们日益增长的健康需求；健康产业融资模式单一、相关企业面临资金短缺、金融服务缺失等。

1. 医疗、医药、保健品和健康服务产业现状分析。在医疗产业方面，面临医疗卫生资源总量不足、质量不高、结构不合理，医疗卫生体制改革滞后，医疗系统效率较低，社区等基层医疗卫生服务体系发展滞后等问题，阻碍我国医疗系统发展；在医药产业方面，我国药品制成品市场占有率低、研发投入少、自主创新能力弱、市场竞争力不足、市场集中度不高、行业风险高、药品质量与安全形势不容乐观，医疗器械行业企业总体规模小、结构不合理、市场占有率低；在保健、健康产品方面，研发能力弱，产品科技含量低，低水平重复建设现象严重，虚假广告宣传，严重损害了保健品产业的市场信誉；在健康服务产业方面，健康管理刚刚起步，尚需向全系列拓展，医疗保险制度与我国老龄化步伐尚不适应，有待进一步完善，社会服务需求巨大，但社会服务制度发展滞后甚至缺失。

2. 养老地产和医疗地产的现状分析。我国的养老地产从开发主体来看，开发商、保险公司、非政府组织（NGO）是主要力量。从运营模式来看，我国正在操作的运营模式主要有两种：一是以专业的服务和正宗、纯正的养老社区为核心竞争力的持有型经营模式，它有利于可持续性经营和品牌形象的沉淀；二是以招拍挂的传统住房销售模式，通过在前期规划和策划阶段将养老、健康产品设计理念和相关配套综合考量，形成社区居家养老的氛围。但我国养老产业链尚未形成，缺少行业整合者与精细化专业分工，资源整合进程缓慢，产业链条和产品体系不完整，制约了养老地产发展；房地产行业未形成全生命周期产品的供应体系，欠缺养老住宅成熟的标准化体系与配套建设方案，在养老住宅研发上存在短板；养老住宅提供的产品和服务与居家养老、社区养老和机构养老这三种市场需求之间出现了明显的错位；养老服务水平参差不齐，且各养老地产项目在地理区位、专业养老人才、老年人文卫设施配套等方面都存在短板，人性化体验有待加强。

3. 新时代背景下的传统中医药现状分析。尽管改革开放以来中医药事业取得了长足发展，但仍困难重重。虽然国家近几年有关支持发展中医药事业的政策逐一出台，各地中医药事业发展也呈现出良好态势，但传统中医正面临现代医学的严峻挑战；中医药教育西化现象严重，名老中医和学科带头人明显不足，继承不够与创新不足同时存在。中医药在我国已有几千年的历史，但人民群众对中医药的认识仍模糊不清，由于中医药的整体论思维方式与现代医学的还原分析方法有质的不同，中医理论概念中的许多关键问题仍没有解决，最佳突破口仍在寻觅；中医理论实验研究的动物模型建立问题仍无定论；经络实质的研究也暂告一段；藏象病机证候的实验室研究尚未有实质性进展。另外，中医阴阳概念的实质仍不明晰，还没有找到较为定量的指标等。因而运用现代医学科研模式来研究中医困难重重。

4. 健康产业融资模式现状分析。传统医院融资渠道主要包括政府的财政补助收入和医疗收入/事业收入。而近几年医院尤其是民营医院创新了融资模式，探索实现了公私合作模式、资产支持证券、产业投资基金等融资渠道。对于公立医疗机构来说，权益性融资受到较多约束，操作起来难度较大；而非公立医疗机构由于自身规模普遍较小，且资产负债率已经普遍偏高，进行债务性融资受到较多制约。

第一，财政融资渠道供给不足，内部结构不合理。财政卫生投入占总收入的比重逐年降低，内部结构急需优化，医疗卫生供给的分布不均很大程度上源于财政资金的分布不均。

第二，社会融资渠道占比少。目前来看，我国医疗机构的社会融资渠道主要是吸收银行贷款和商业信用，债券融资、慈善捐赠、产权改革等模式采用较少，这是债券市场可选择的债券产品不够多元和医院主体资格缺乏两个方面的原因造成的。

第三，配套支持政策落实不到位。医疗机构市场融资受到较多限制，尤其是非公立医疗机构的规模相对较小，在财政补贴、税收优惠、资格准入和营业范围等方面有较多限制，制约了其市场融资的能力。同时医疗机构融资缺乏贴息、风险补偿担保等政策支持，缺乏新型融资方式的细化落实措施和实践支持。就连锁经营的集团化模式而言，通过公立医院直接对外投资设立公司，实现了医院的集团化运营，但对医院的管理能力和医疗技术水平要求较高，适用于在特定行业处于领先地位的大型公立医疗机构。如何统筹协调各连锁机构的人力、财力和患者，如何确保各连锁机构的医生供给、技术标准、医疗资源的平衡化和尖端设备的使用效率，是此种模式需要考虑的问题。

（三）小结

本章简要介绍了我国健康产业发展中医疗、医药、保健品和健康服务产业、养老地产和医疗地产、传统中医药，以及健康产业融资的基本现状，并指出传统健康产业的四个主要方面仍面临不同的问题；养老地产和医疗地产发展处在服务、产品和盈利模式的探索阶段；传统中医药的发展还远不能满足人们日益增长的健康需求；健康产业融资模式单一、相关企业面临资金短缺、金融服务缺失等问题。

虽然我国传统健康产业走上了发展的快车道，但是我国健康产业的发展仍面临不同的问题。只有将健康产业的不同方面纳入《"健康中国2030"规划纲要》中统筹考虑，才有可能全面盘活健康产业链的每个环节，从而为健康产业的发展提供更优的解决方案。

三、我国健康产业发展提升策略

针对我国目前健康产业发展过程中积累的经验和不足，应该有针对性地制定产融结合、集群发展的道路，利用产业与金融结合所具有的渗透性、互补性、组合优化性、高效性、双向选择性特点，发挥投融资机构在大健康产业发展过程中的杠杆作用，打通大健康产业发展中的各个产业链节点，促进大健康产业下各节点间的良性循环，通过利用"互联网＋"、先进技术等手段，广泛运用物联网、移动互联、大数据等现代信息管理技术，与IT行业、金融行业、物流行业深度融合，积极打造"诊断＋治疗＋健康金融"的健康生态圈。随着我国老龄化程度加重，居民的健康意识正在增强，对于医疗健康产业需求不断加大。但目前的产业发展水平还与人口老龄化的需要有较大差距。所以政府应该搭建有利于产业发展的平台，鼓励民间资本进入，增强产业发展力，大力发展商业保险，补充社保资金的不足，中医药作为中华民族的瑰宝，是我国独特的、潜力巨大的、具有原创优势的、优秀且重要的资源，将中医药的医疗、保健、文化和经济价值发扬光大，并努力使其进入各国的医疗保健体系是实现中华民族伟大复兴的重要一环。充分利用银行、保险、私募基金等金融机构和产品服务实体经济的重要功能，切实解决我国老年群体的衣、食、住、行等基本生活需求和精神需求，为我国大健康产业的推进作出贡献。

（一）依托产业基金发展大健康产业

产业基金，是指对未上市企业进行股权投资、提供经营管理服务的集合投资方式。基金公司向投资者发行份额，分别设置管理人和托管人从事创投、重组和基建投资等。产业基金的投资标的一般具有增长潜力高的特点，投资目的为待投资企业发育成熟后通过股权转让实现资本增值。

1. 产业基金的先进性。我国产业基金由政府率先牵头成立，以有限合伙制为首选基金管理方式。随后，一些非政府背景的区域性或产业性产业基金成为中流砥柱，分行业成立配套产业基金。

从用途来看，产业基金投资标的灵活，从基础支柱产业到高新技术产业均能提供配套的金融服务，但目前 50% 以上的资金投入高新技术产业，且一般产业基金的投资阶段多为中早期，投资目的也不是在短时间内获得财务利润，而是通过产业基金管理人在资金等多方面支持，帮助企业进入快速发展，然后通过推动企业上市或股权转让的方式获取长期利益。

产业基金的资金来源也更加趋于多元化，政府引导基金为主多种资金来源全面开花，纷纷进入产业基金支援相关产业发展和建设。

2. 健康产业发展产业基金的优势。我国产业基金主要由政府引导，是对特定行业融资的有力支柱。政府也通过对产业基金的审批核准，从区域规划、产业结构和发展战略等方面进行宏观调控，使我国产业基金业务满足国家建设的需要。目前产业基金在全世界范围发展迅猛，资金管理规模及影响已与银行、保险、证券业不相上下。

3. 如何利用产业基金发展健康产业。新时期的健康产业是集医、药、养、护、游为一体综合化产业。随着人民生活水平的日益提高及老龄化的日趋严峻，人们对健康的需求越来越迫切，抓住大健康产业就等于抓住了未来。通过政府、智库、业界高管、投资机构等群策群力、集思广益、共谋大计，利用产业资本引领产业创新、营造投资环境、整合优势资源，打造中国健康产业与资本的直通车，推动产业的创新升级。

一要明确责任，各方推动。政府要有引导责任，社会组织要起到宣传作用，产业企业要起到推动作用，科研机构要起到研究作用，金融机构要发挥杠杆作用。通过借助产业基金形成某一行业全产业链的开发扶持。通过控股型、深入型、联合型的方式，把金融资本和产业资本、金融产业家和产业金融家、科技工作者和企业经营者紧密结合起来，通过深度运营对从事健康产业的企业进行提升，成为行业龙头，带动产业链发展。同时，将股权产业基金作为"黏合剂"，将投贷联动、股债联动、资本与治理的联动联合起来，构成大健康产业追求的终极目标。

二要产融结合，打造标杆。通过对金融形态、产业形态、科技形态、物理形态、政策形态和运营形态进行刻画，力求在产业规模、专业水平、科技创新、实体存续、政策指引和盈利模式方面达到一流水平，切实推动健康产业基金的落地和实施。

（二）形成以产业链为导向的集群化发展模式

我国健康产业发展至今，已经形成了由医疗性健康服务和非医疗性健康服务两大部分构成的，包括医疗、医药、保健品和健康管理服务四大基本产业基本要素的产业体系，但均较少涉及健康产业集群的发展。

通过集群化发展，不仅有利于上下游企业和机构在地理空间上实现集聚和整合、降低生产成本、提高创新能力，同时由于产业集群本身带来的规模效益，能进一步推动整个健康产业的发展。

1. 集群化发展的先进性。如图9所示，未集群化企业的基本特征是规模较小、交易成本高、融资能力弱、交流合作困难、产品无特色、创新能力低；而通过发展集群化，可显著改善相应问题，实现集群化企业间交易成本降低、要素流动加快、创新能力增强。

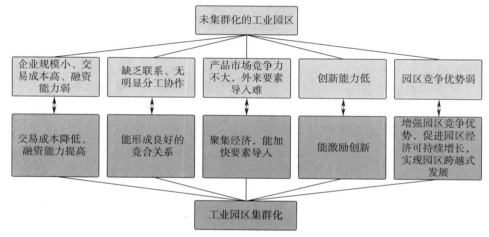

图9 产业集群优势与未集群化的产业对比

产业集群的特征具体表现在产业集群的聚集性、柔性专业化、网络化、根植性及辐射和扩散五个方面。集聚性特征：产业集群的集聚性一方面是具有共性和互补关系的相关企业和机构横向和纵向的经济集聚，另一方面是资源、要素和经济活动在地理空间上的集聚。柔性专业化特征：产业集群以一、两个产业为主，其他产业服务该核心产业的模式运行，具有专业化的特征。网络化特征：产业集群内通过共性和互补关系联系起来的企业和机构通过相互间长期的商品、信息、服务和劳动力等交流和互动学习，形成能有效传播和扩散知识的文化网络，成为集群内企业良好的知识转移机制和转移通道，进而提升整个产业集群的竞争力，促使集群的进一步持续发展和创新。根植性特征：集群内企业与机构具有相同或相似的制度环境和社会文化背景，它们的经济活动根植于共同的背景和交易规则，其经济行为具有可靠性、可预测性，能够有效防止机会主义行为，同时能促进知识的空间扩散及"溢出"。辐射和扩散特征：产业集群经过长期发展，会逐渐开始扩散或转移，产业集群就成为一个增长极，通过将新型技术和人才扩散到周边地区带动其他地区的经济发展。

2. 健康产业集群化发展的优势。（1）提升企业竞争力。健康产业链条相关的医疗、医药、医疗器械、保健品等传统生产企业，可采取协作方式产生集聚效应，通过扩大园区产业规模，提高园区集约化管理，打通园区原材料、物流、生产工具等全方位的链条，提升园区内所有相关健康产业联合体的整体竞争优势。产业集群的发展模式不易受到资本、技术条件、行业壁垒等的影响；产业集群产生的积聚效应对人才、资金、科技和信息也会产生强大的吸引力，有利于产业集群内部更好地发展；产业集群内部勠力同心，进而提升整体的生产效率，从而使产业集群内部各元素进一步创新发展，增强企业竞争力。

（2）实现可持续发展。通过产业集群化发展，能有效解决制约工业园区滚动式发展的难题，能有效改善因产业链延伸等造成的园区内各企业供求矛盾关系，降低时间成本和交易成本；产业集群内形成的"区域创新系统"，能促进技术、制度、管理等多方面的产业持续创新，形成知识和技术创新体系；产业集群形成的共同进化机制可有效延长企业的生命周期；产业集群还能通过收购兼并、业务整合等手段不断优化产业结构，促进企业实现产业转型；产业集群还能通过合理配置资源实现经济效益最大化，实现可持续发展。

（3）迅速产生经济效益。产业集群和企业间以面带点、以点促面，重视集群内各企业的个体作用，利用产业集群的乘数效应，推动园区经济发展；通过政府和市场宏观和微观层面的调控，促进集群内形成专业化生产，促进各企业间分工协作，提升整体竞争力；集群化发展形成依托某个主要产业发展相关关联性、依附类、经营性企业，延长产业链；通过产业集群的合理分配，可以最大限度地兼顾公平与效率。通过发展园区内相关支撑机构，重视每个企业的生产与发展，促使每个企业和机构都积极参与，在提高单个企业、产业竞争力的同时带动整个集群的经济发展。

3. 如何通过集群化促进健康产业发展。（1）确立相互支撑的发展定位体系。在对健康产业各个环节深入了解的基础上，统筹设定清晰且相互联系和促进的发展定位，明确健康产业各个环节的发展定位、整体发展方向和产业培育特色。健康产业集群的发展需要健康产业的各个环节相互配合，形成一个相互促进的发展体系，才能够保证健康产业集群的快速、有序发展。如为企业提供充足的金融、法律、财务等专业性服务和住宿餐饮等配套服务，协助企业规避商业风险，促进企业规范化经营，间接推动企业规模的扩张和产业集群的健康发展。

（2）重视研发环节的不断投入。产品的研发在健康产业集群发展起到关键作用，健康产业的发展离不开技术支撑，因此积累技术资源的多少往往决定健康产业的成败。通过对健康产业持续动态化、长期化的投入、支撑，才能在技术方面积累优势并保持领先位置，从而不断提高健康产品的核心竞争力，实现集群内部研发环节长久、稳定的发展，进而带动核心环节和支持环节不断升级。

（3）将政策优势与产业发展相契合。政府因根据健康产业发展现状和未来进行准确定位，依据产业发展情况进行适当介入和支持。对于在健康产业已经形成集群化发展的产业、地域，可在基础设施、发展条件及公共政策等方面对健康产业的发展进行支持；而对于那些健康产业发展并不占优势，但希望通过一定的战略行为对本区域健康产业进行培育、实现区域内产业转型的地区，政府站在主导作用的位置上进行直接的管理和规划能够起到更为有效的作用。通过出台政策、优化产业发展环境，促进健康产业发展。给予大健康产业土地规划、市政配套、机构准入、执业环境等政策扶持和倾斜；制定、推行技术标准和行业规范；通过完善监督机制，加强政府监管、行业自律和社会监督，加快建设诚信服务制度；加大对生命健康领域知识产权保护力度；完善相关产品定价机制；积极开展产业发展调查统计研究。不变的是，政府应始终通过重视教育，提升劳动力素质，为健康产业发展源源不断地输送新鲜血液；通过注重金融、通信等相关基础支持性产业的配套支持，促进健康产业的发展的同时不被外力影响。

（三）提升发展传统中医药的战略意识

第一部全面、系统体现中医药特点的《中华人民共和国中医药法》（以下简称《中医药法》）的出台，对于中医药行业发展具有里程碑意义。中医药是中华民族的瑰宝，是我国独特的卫生资源、潜力巨大的经济资源、具有原创优势的科技资源、优秀的文化资源和重要的生态资源。传统中医药的医疗方法克服了西医治疗中的一些弊端，与大健康产业倡导的绿色医疗不谋而合。使用传统中医药来治疗疾病和保健，能克服化学药品带来的一些弊端。

1. 形成保护和发展中医药的氛围。依托《中医药法》的精神，鼓励发展中药材规范化种植养殖，建立道地中药材评价体系，鼓励和支持中药新药的研制和生产。保护和发展中医药是推动我国中医药事业发展的关键因素之一，在鼓励企业进行新药开发的同时，驱动其向上游延伸，鼓励发展中药材现代流通体系、建立中药材流通追溯体系；建立道地中药材评价体系、扶持中药材生产基地建设，为中医药走向标准化、国际化奠定基础。

倡导健康和谐的生活方式、行为方式，将人们生活方式同中医药倡导的理念紧密联系，倡导中医理论中"治未病"的理念，提高人们的健康意识，通过文化先行的方法扩大中医药的消费需求和市场推广，形成保护和发展中医药的氛围。

2. 促进中医药产业向规模化、国际化发展。通过健全中医药大健康产业发展政策保障体系、监管体系、现代物流体系，提升中医药行业的质效，通过打造品牌，促进中医药产业向规模化、国际化发展。发挥政府职能职责，建立完善符合中药大健康产业发展需求的体制机制；积极利用现代科技手段，加强行业自律和社会监督，维护中医药声誉，保障发展；建立规范化、标准化、集约化的现代中药商业流通体系，促进中医药产品互通；充分利用互联网平台建立健全中药销售网络、交流平台和信息网络；通过科技来提升中医药产品的质量，提高市场竞争力；加强布局和引导，树立品牌、整合优势资源，带动中医药产业做大做强；积极拓展海外市场，扩大中医药产品的国际市场份额和知名度，进行中华传统文化和医疗健康的双输出。

3. 以技术创新推动中医药产业向前进。通过技术手段、创新思路促进中医药理论和实践的共同进步，推动中医药产业向前进。形成以技术为依托、研发实力强、创新能力强的中医药技术研发氛围，提升中医药产品的附加值，提高中医药产品的核心竞争力，形成有自主知识产权、市场竞争优势明显的中医药产业模式；通过打造符合市场需求、脍炙人口的中医药品牌，激发顾客的忠诚，形成中医药独有的品牌优势；依托现代科技，完善中医学理论体系，将传统中医理念运用现代科学语言进行表述，从而被现代人所理解和掌握，并应用到现代医疗实践中。

（四）利用高科技和新理念促进大健康产业发展

随着技术的不断革新，创新成为引领发展的第一动力，产业发展方式向依靠持续的知识积累、技术进步和劳动力素质提升转变，促进大健康产业向更高级、结构更合理、技术结果更造福人类的阶段演进。移动互联网使人们能够随时随地获取信息和服务；可穿戴设备通过软件支持以及数据交互、云端交互实现强大的功能，对我们的生活、感知带来很大的转变；基因诊断技术利用现代生物学和分子遗传学的技术方法，直接检测基因结构及表达水平是否正常，从而对疾病作出诊断。

1. 以技术创新推动健康产业发展。生命科学研究、生物技术发展不断取得重大突破，全基因组检测与基因治疗、干细胞治疗、细胞3D打印等技术的发展将为人类生命健康提供新的解决方案。在强化早诊断、早治疗、早康复等技术发展领域推动技术创新，对疾病预防、健康科技创新、健康信息化服务体系、医学继续教育、医疗和药物及设备等新技术、医院和卫生信息系统的发展也会起到决定性推动作用。随着生物技术与信息技术相互渗透融合、体制机制不断创新突破，基因检测、远程医疗、个体化治疗等生命健康服务新业态和新模式层出不穷，抓住技术突破和模式创新孕育生命健康产业的新机遇，在健康产业重点领域取得一系列先进技术和工艺的突破。以重大新药、医疗器械、中药现代化为核心，发展生物医药战略性新兴产业，提高中高端医疗产品的国产化能力，提升在新药研发、中药现代化、新型健康产品开发、生命信息、高端医疗等领域的产业规模和技术竞争力，在促进经济发展的同时，为提高医疗服务能力提供产业支撑。

2. 依托大数据和智能设备促进健康产业发展。随着现代科技技术的发展、各种随身智能设备的普及、各类人体数据检测传感器的实用化，以往在科幻作品中才可以见到随身智能健康顾问的产生已经越来越贴近生活。智能健康终端对人体指标的精准量化是健康大数据分析的基础，通过大力支持突破高性能高可靠生物体征感知技术、低功耗轻量级底层软硬件技术、低功耗广域智能物联技术等的发展，利用智能设备获取的数据，根据大数据分析处理，并针对个人进行专业指导和健康管理。

3. 用互联网改变健康产业发展模式。互联网通过与医疗健康行业的融合与创新，使优质医疗健康资源的供给得到有效提升。第一，互联网的及时性可提高医疗服务可及性，实现医疗资源合理流动与优化配置，从而改善居民就医体验和缓解医患矛盾；第二，互联网突破了传统医疗模式的禁锢，通过网上咨询、在线问诊、网上购药、院外康复指导结合线下就诊、对症施治等模式，打通线上线下的联系，在节约医疗资源的同时达到便民惠民的效果；第三，"互联网＋健康产业大数据"能够促进实现医疗机构同第三方服务提供商的互通共享，通过预约挂号、线上缴费、在线转诊等方式促进了服务的协同，实现医疗资源的最优配置；第四，通过"互联网＋智能设备"，实现对患者相关健康数据、医疗数据、生物数据的实时采集，为医生多维度掌握患者健康情况以及制订精准化、个性化诊疗方案奠定了基础。随着基因检测、人工智能、虚拟现实等新兴技术的不断发展，"互联网＋"正在不断突破人们对于医疗健康服务模式的认知，也为"互联网＋"医疗健康的发展带来了更加宽广的想象与发展空间。

（五）利用多种金融手段助力健康产业发展

健康产业的发展，离不开资金的支持。通过构建集约化产业链金融体系，利用互联网金融、股权投融资以及传统银行、保险业资金等多种金融手段，创新融资模式、拓宽融资渠道，助力健康产业迅速发展。

1. 构建集约化产业链金融体系。通过布局金融领域，健康产业和金融双轮驱动，为客户和商家提供全方位的"一站式"金融服务解决方案，设立资产管理公司、商业保理公司、产业投资基金、融资租赁公司等各类金融机构，为产业链上的企业提供全方位、多层次的金融综合服务。以金融业务为助力，推动建立大健康产业生态圈。创建全产业链、行业协会、政府部门、科研机构、第三方检测机构、金融保险等广泛参与的大健康产业生态圈，重构从上游种植、产品研发、订单制造到终端健康服务的全产业链市场价值体系，统筹协调各连锁机构的人力、财力，实现集团化运营，确保产业链内的企业健康发展。

进一步地，通过政府引导与市场发展相结合，建设集产业链、人才链、创新链和服务链于一体，生产、生活、生态相融合的新型健康产业平台，以期通过建设产业平台对入驻的国内外各类公募私募基金、量化投资基金等金融、类金融机构发展和金融人才、金融要素产生明显集聚效应，从而推动金融产业和健康产业协同发展。

2. 利用互联网金融优势开辟融资新渠道。互联网金融业务在近年迅速崛起并发展壮大，产生了包括众筹、P2P、基金、智能投顾、消费金融、供应链金融等依托大数据、云计算与人工智能技术的投融资领域创新金融产品。可通过众筹模式发展医疗服务、医疗器械类产品，一方面可缩短研发周期、降低融资成本，另一方面也对产品和品牌起到了宣传推广作用；通过权威金融机构发行专项健康产业 P2P 产品，对采取抱团增信的健康产业链企业进行统一授信，有效地降低了企业的融资门槛，尤其是帮助规模较小、自身资产不足的中小医疗机构等健康产业企业协同发展；通过发行互联网渠道申购赎回的专项基金，为健康产业融资提供互联网创新渠道。

3. 利用股权投融资对健康产业注入活力。因投资者在企业上市之后可以获得可观的溢价收益，股权投资还能够发挥风险管理优势，其能够实现价值增值的特点受到资本的追逐。股权投资采取集合投资方式，可以通过投资不同阶段的项目、不同产业的项目来分散风险，因此投资者除了能够享受成本分担的收益，还能够分享分散投资风险的好处，进而获得价值增值。健康产业可通过采取股权融资的方式募集个人投资者、风险投资机构、产业投资机构和上市公司的资金，为健康产业发展提供强大的资金支持，并改善企业的股东背景，有利于企业进行二次融资，帮助企业规划未来的再融资及寻找上市渠道。

4. 进一步落实保险业对健康产业的支持作用。保险行业与健康产业的深入合作将极大促进寿险公司更加注重客户体验和与之配套的健康增值等服务，健康产业也可借助保险行业多年来的丰富客户经营经验，提供更加优质的客户健康体验。在实践中，要进一步落实商业保险对社会保障体系的补充作用，为保险行业参与民生、改善民生提供助力，形成政府、社会、个人三方共担风险的良好格局，同时，要进一步深化险资参与健康产业的范围及深度，使险资为健康产业的发展提供充足动力。

具体而言，要充分发挥保险的社会保障功能，打造服务能力，连接社会资源，并对内部资源进行有效整合，对健康产业进行长期战略投资；或投资开发养老社区，强化社区养老功能的同时连接相关健康保险，形成综合健康养老保障体系；或以财务投资为目的，对健康产业中研发能力较强、产品创新能力较好的企业进行中长期投资。

5. 商业银行对健康产业的重要作用。基于非营利医疗机构的实践经验，优序融资策略有利于企业的资本管理、成本控制和风险规避，在优序融资模式中，内部融资优于债务融资，债务融资优于股权融资。因此，银行作为债务融资最大的供应方，在健康产业发展中的地位举足轻重。

（1）以促进行业发展为目标，控制信贷规模。通过对健康产业深入了解，捕捉企业融资的目的和意图，对基础设施建设、流动性资金支持、项目发展等能产生切实效益的投资给予最大限度的信贷支持。对于市场广阔、创新能力强、品牌知名度高、有政府信用担保的健康企业，可采取多种授信方式加大授信，创新还款来源和还款模式，以满足企业发展需要。

（2）创新金融产品，提供定制化服务。针对健康产业链中不同地域、类型和规模的企业，制定不同的金融服务模式，提供个性化的金融产品。依托银行在数据积累、风险控制方面的优势，为相关企业及产业链上下游企业提供综合的资产、负债、结算、电子渠道等金融产品和服务，研究推出供应链金融、融资租赁等一揽子金融产品和服务，实现线上安全快捷交易、结算，乃至线上授信。

（3）加强信贷资金监督，严格把控风险。当前我国健康产业正处于起步阶段，需要严格按照银行自身的评价体系考察核心企业的经营能力和信用状况，在运用特征分析模型对客户进行量化评定的基础上，考察企业的基本素质、偿债能力、营运能力、盈利能力、成长能力，合理选择优良客户群，从源头控制融资风险。通过建立和完善风险预警系统，加强企业内控管理、完善企业外部会计监督制度，加强企业财务监督，构建医疗机构财务风险控制指标体系，通过分析医疗机构财务报表和业绩数据，保障企业履责能力。

（六）小结

本部分通过对健康产业发展过程中面临的问题进行宏观考量，前瞻性地从制度、意识、创新和资金等方面提出了相应的提升方案。这表明了产业基金在支持健康产业发展过程中，参与各方要明确责任、各方推动，产融结合、打造模范；要通过集群化发展提升企业竞争力、实现可持续发展并迅速产生经济效益；要提高保护和发展中医药的意识，促进中医药向规模化、国际化发展，以技术创新推动中医药产业向前进；要构建集约化健康产业链金融体系，利用股权投资、保险资金和传统银行业资金对健康产业进行强力支撑，促进健康产业的发展。

四、结论

通过对我国健康产业中传统的医疗、医药、保健品、健康服务、养老地产和医疗地产、传统中医药、健康产业融资模式等现状进行分析，充分认识到健康产业在发展的过程中仍面临不同的问题：养老地产和医疗地产发展处在服务、产品和盈利模式的探索阶段；传统中医药的发展还远不能满足人们日益增长的健康需求；存在健康产业融资模式单一、相关企业面临资金短缺、金融服务缺失等问题。虽然我国传统健康产业走上了发展的快车道，但我国健康产业的发展仍面临不同的问题。只有将健康产业的不同方面纳入统一的《"健康中国2030"规划纲要》统筹考虑，通过产业基金整合优势资源，引领产业创新；通过集群化发展产生规模效益，打通健康产业链、降低生产成本、提高创新能力；通过提升发展传统中医药的战略意识，促进传统中医药行业的发展；通过利用技术创新、大数据和智能设备、互联网等高科技和新理念，促进大健康产业发展；通过利用多种金融手段为健康产业提供源源不断的动力，才能为健康产业目前发展面临的问题提供一个可行解，从而对全面建成小康社会、加快推进社会主义现代化起到推动作用。

参考文献

［1］鲁恒心. 制约中医基础理论及其科研发展的关键因素探讨［J］. 江苏中医药，2002（23）：11－13.

［2］兰青山. 中药大健康产业发展任重道远［J］. 中国现代中药，2014（16）：771－775.

［3］王秀梅. 互联网医疗健康产业发展趋势研究［J］. 电信网技术，2017（2）：58－60.

［4］孟群. 互联网＋助力医疗健康行业的供给侧改革［J］. 中国卫生信息管理杂志，2016，13（2）：105.

商业银行服务医药健康产业
创新发展的思路研究

——以中信银行为例

钟　勇　王　亮　覃华兵[①]

　　近年来，随着经济的发展和人民生活水平的提高，健康问题正受到全社会越来越广泛的重视，"大健康""健康产业"等也逐渐成为舆论关注的热门话题。促进医药产业高质量发展是落实国家健康战略的重要一环，2017年10月8日，中共中央办公厅和国务院办公厅联合印发《关于深化审评审批制度改革鼓励药品医疗器械创新的意见》，显示出国家对医药健康产业创新发展的迫切要求和决心。

　　我国由于幅员辽阔，医药资源丰富，悠久的华夏文明更是孕育了源远流长的中医药文化。近年来，随着外国医药企业在国内的快速发展，我国的医药企业面临越来越激烈的内外部竞争。我国医药产业尽管经过近年来的高速发展已逐渐发展壮大，然而，医药健康企业"大而不强"等问题仍较为突出。放眼全球，也鲜有在世界范围内有影响力的医药企业或医药产品。因此，国内医药龙头企业正积极谋求产业升级，通过整合供应链资源、打造大健康平台、进行"互联网＋"转型等方式提升行业竞争力。在此过程中，以中信银行为代表的商业银行通过发挥综合融资服务优势，提供多元化、全方位融资支持，推动医药行业向高质量发展，助推"健康中国"战略的实施。

一、中国医药健康产业发展现状与趋势

（一）国内医药健康产业发展现状

医药制造行业是中国乃至全球增长最快的朝阳产业之一，是《中国制造

　　① 钟勇，中信银行股份有限公司广州分行；王亮，中信银行股份有限公司广州分行；覃华兵，中信银行股份有限公司广州分行。本文选自第22期珠江金融论坛——金融支持健康产业发展论坛的应征论文。

2025》战略文件的重要组成部分。近年来，中国医药制造行业始终保持高于国民经济的发展速度，与西方发达国家相比，中国医药制造行业还处于生命周期的成长阶段，未来仍有较大成长空间。医药制造行业属于技术密集型行业，新药研发十分重要，具有高投入、高风险、长周期的特点。

随着国内经济的发展、居民生活水平的提高及保健意识的增强，中国医药制造业保持了较高的增长速度。2001 年以来中国医药制造业总产值增速保持在 15% 以上，高于同期 GDP 增速，受同期 GDP 增速的影响较小。

近年来，随着基层医疗机构的发展、新兴农村合作医疗的建设、医改的深入，以及需求端方面人口老龄化加重、二胎政策放开，中国药品市场需求快速增长。2010 年，中国医药工业总产值突破万亿元大关。在经历 2 年快速增长时期（增速超过 20%）后，2012—2016 年，中国医药工业总产值增速逐步回落，但仍然保持双位数增长。工业增加值方面，2012 年以来，医药工业增加值增速虽整体有所下滑，但始终高于全国工业整体增速，位居工业全行业前列；医药工业增加值占工业整体增加值比重持续提高，医药工业对工业经济增长的贡献进一步扩大①。

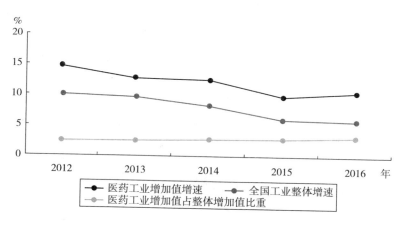

图 1　2012—2016 年我国工业整体增速、医药工业增速及其比重
（资料来源：工业和信息化部，联合资信整理）

从企业财务看，2013—2016 年，医药制造行业收入和利润规模保持持续增长，主营业务收入年均增速为 9.86%，利润总额年均增速 14.33%。受行业竞争程度、政策导向不同等因素影响，各子行业在收入和利润增速方面表现不尽

①　孔祥一. 医药制造行业信用分析与展望［Z］. 联合资信行业报告，2017 – 12 – 18.

相同。

在医药产业各子行业中，化学药品制剂制造和中成药制造增速相对缓慢，收入增速分别为 9.33% 和 7.40%，利润增速分别为 13.80% 和 10.97%，均低于行业平均增速；而中药饮片价格和医疗仪器设备及器械制造收入和利润增速均高于行业水平，其中医疗仪器设备及器械制造收入和利润年均增幅分别为 13.78% 和 20.51%[①]。

2017 年上半年，国内医药工业规模以上企业实现主营业务收入 15314.40 亿元，同比增长 12.39%，实现利润总额 1686.52 亿元，同比增长 15.83%。2017 年上半年，规模以上医药工业销售利润率为 11.01%，高于全国工业整体水平 3.88 个百分点[②]。

（二）国内医药产业发展存在问题

1. 创新不足，缺乏优质的医药产品。目前在我国，除了本土中药，占据普通百姓药箱绝大部分空间的是仿制药。所谓"仿制药"是相对于"原研药"的一个概念，是指与被仿制药在剂量、安全性和效力、质量、作用以及适应症上相同的一种仿制品。艾美仕市场调研咨询（上海）有限公司数据显示，2016 年，中国仿制药金额占总体医药市场的比例达 90%。

与仿制药占比高相对应的是我国医药企业在研发上的低投入和在广告上的高投入。同花顺统计数据显示，119 家公布广告营销费用开支的医药类上市公司中，当前有 36 家上市公司 2017 年上半年在广告方面的支出高于其研发费用。2017 年上半年披露报告的 119 家医药类上市公司中，研发支出占比低于 5% 的有 36 家，其中低于 3% 的约有 30 家。所以，要实现医药产业升级与竞争力提升仍缺少重要的资金支持。

2. 部分药品同质化竞争，产能过剩。随着市场经济的发展，国家逐渐放开了医药行业对民间资本的准入，民营医药企业在全国各地如雨后春笋般创办并发展，并成为中国医药产业发展的重要力量。然而，由于原研药开发能力滞后，大量缺乏创新的仿制药充斥市场。同质化情况下，品牌认知度成为人们从中作出选择的决定性因素。认知度较低的品牌往往成为这场无声战斗中的牺牲品。

除了部分成品药的产能过剩，作为出口比重约占世界 50% 的化学原料药主要出口国（主要以维生素、抗生素、有机酸和氨基酸为代表），我国化学原料药市场产品附加值较低，产能盲目扩张，低价竞争严重，产能过剩情况更甚。

---

① 孔祥一. 医药制造行业信用分析与展望 [Z]. 联合资信行业报告，2017 - 12 - 18.

② 同上。

2012—2016 年，化学原料药制造企业收入增速连续 5 年呈现下滑趋势。①

3. 缺乏布局，难以形成产业合力。20 世纪 90 年代以来，国外发达国家逐渐探索出比较完善的生物医药产业园区运行机制，其中发展较好的园区有美国麻省生物科技园区、德国海德堡科技园、日本神户医药园区、英国生物技术产业集群等。这些园区发展成功的主要经验做法如下：一是都拥有世界一流的研发服务体系。海德堡科技园位于海德堡市大学校园，研发氛围深厚，园区能提供灵活实用的实验室和办公空间，与 80 多家生物技术和生命科学公司有着密切合作。在生命科学研究领域，英国获得了 20 多个诺贝尔奖，其生物技术产业集群内则聚集了许多世界知名大学和生物技术研究机构。二是拥有较为发达和完善的金融支持系统。发达完善的银行体系和证券市场，以及活跃成熟的风险投资基金，可满足众多在初创期有资金需求的中小企业。三是拥有配套的专业服务机构。园区内设立有人才招聘、管理咨询服务和律师服务等专业机构，为园区内企业提供管理经验、政策咨询、合作机会和客户联系等②。

借鉴国外的先进经验，我国生物医药园区也陆续在全国建立并发展。但其中大部分属于盲目跟风建设，缺乏整体规划和布局，难以形成发展的合力。"一市多园区"情况普遍，园区难以进一步壮大，中小医药企业缺乏资金扶持，难以变大变强。据了解，国内药企的市值多为 100 亿～200 亿元人民币规模，相比之下，美股知名医药上市公司规模往往高达 1000 亿～3000 亿美元③。二者的差距不言而喻。由此可见，医药健康产业市场即将进入行业洗牌与重整阶段，靠仿制和跟风发展的旧思路已经难以满足新时代医药健康产业的发展要求，提升产业发展质量迫在眉睫。

（三）国内医药产业发展趋势

2016 年 8 月，李克强总理在全国卫生与健康大会上要求，积极引导金融机构加大信贷、债券等融资支持，努力把健康产业培育成为国民经济的重要支柱产业。党的十九大报告明确提出大力发展健康产业，将"深化医药卫生体制改革，全面建立中国特色基本医疗卫生制度、医疗保障制度和优质高效的医疗卫生服务体系"。在此背景下，医药健康行业将进一步加大行业整合力度，提升行业竞争力与全周期服务能力，满足人民群众日趋多元的医疗健康消费需求。

---

① 孔祥一. 医药制造行业信用分析与展望［Z］. 联合资信行业报告，2017 - 12 - 18.

② 佟宇竞. 促进生物产业发展的战略思路与建议——以广州为例［Z］. 科学管理研究，2017 - 12 - 18.

③ 张曙霞. 变革中的医药健康产业：整合提升医疗企业的契机来了［J］. 财经国家周刊，2017（11）.

1. 行业集中度进一步提升。据统计，截至 2017 年 6 月底，国内医药企业已接近 7600 家，市场较为分散。目前中国医药龙头企业年销售额维持在百亿元左右（不包含医药综合类企业），与全球医药巨头 400 亿 ~ 500 亿美元的业绩相比差距甚远。医药制造行业"去产能"和"调结构"将进一步提速，行业内资源将不断向优势企业集中。为实现规模化生产、获得优势品种、拓宽销售网络，整合并购将成为提高行业集中度的重要手段，预计未来行业集中度将有所提高。

2. 环保要求日益增强。在药品生产环保方面，化学原料药生产是被环境保护部重点监测的行业之一，国家对于环境治理与调控会对化学原料药制造行业造成较大的影响。随着新《中华人民共和国环境保护法》2015 年起正式实施，国家对环保监管力度越来越大，促使企业加大环保治理力度。医药企业除了提高"三废"处理能力，还将对全过程进行审核研究、实施清洁生产等。将来对医药企业环保水平要求将大幅提升[①]。

3. 研发投入持续加大。药品的研发周期长、风险高、投资大。据统计，2016 年全球医药研发投入达 1454 亿美元，2012—2016 年的年复合增长率为 2.4%。随着中国药企研发实力的提升和政府对仿制药监管的加强，国内医药研发投入会持续增加。在研发成本增加的压力下，同时受到研发人才限制的影响，目前中国新药研发体系仍以高校和科研院所为主，而西方发达国家的新药研发以企业为主。在研发竞争越发激烈的大环境下，近年来中国医药研发生产外包服务市场发展较快，研发生产外包能够有效降低产品开发的成本，提升公司研发效率[②]。

4. 药品降价倒逼企业成本优势。

2014 年起，随着各省份基药招标开始，全国基药招标围绕着"降价"这一主旋律推进。广东、福建、重庆等省份及直辖市都采用"最低价"的中标规则。因此，将来医药行业中龙头企业将更容易取得药品定价权，占据成本优势。

从包括医药产业、医养结合、健康生活等在内的大健康产业发展前景看，目前我国健康产业仅占 GDP 总量的 4% ~ 5%，仍处于起步阶段，产业前景可期。有机构预计，到 2020 年，我国大健康产业总规模将超过 8 万亿元[③]。医药

---

① 孔祥一. 医药制造行业信用分析与展望［Z］. 联合资信行业报告，2017 – 12 – 18.

② 同上.

③ 赵久龙. 商业资本竞逐万亿元大健康产业：警惕借布局健康产业开发地产金融等项目［J］. 经济参考报，2016（7）.

产业作为其中重要的子产业规模同样可观。除数百家医药企业外，腾讯、阿里巴巴、百度等互联网巨头纷纷抢滩布局。

二、商业银行在支持医药产业发展领域的重要机遇

医药健康产业巨大的市场潜力对于"嗅觉灵敏"的金融机构而言更是重要的发展机遇。近年来，以中信银行为代表的商业银行与金融机构纷纷加入支持医药健康产业发展的行列，通过充分发挥自身优势，逐渐探索出了一条金融支持医药健康产业发展的新思路，从而为产业的发展插上了强有力的翅膀。

（一）紧跟政策要求优化资源配置，实现创新驱动发展

近年来，以生物医药为龙头的医药产业作为战略性新兴产业代表受到各地方政府的重视，并通过创新驱动、研发先行全面提升医药健康产业竞争力。随着"健康中国"战略写入党的十九大报告，医药产业将不断转型升级。各地对医药产业发展也陆续出台了一系列政策指导意见，在产业整合与升级过程中，医药企业金融服务需求大幅提升，与各商业金融合作不断深入。

以广州市的医药健康产业发展为例。在广州市市委市政府提出的 IAB① 战略中，将生物医药产业定位为广州未来的支柱产业之一。为构建生物医药产业高地，广州市先后出台了《关于印发广州市加快生物医药产业发展若干规定（试行）》（穗府办规〔2018〕5 号），《广州市生物医药产业创新发展行动方案（2018—2020 年）》（穗科创字〔2018〕292 号）等政策文件，在产业用地、资金和人才等多方面对生物医药健康产业给予支持。与此同时，广州市还不断加快孵化器、创业苗圃和预孵化园等新型创业服务平台建设发展。这些政策和举措的出台为广州医药健康产业创新发展提供了良好的产业环境，也为金融资源的配置提供了指导。

2015 年 11 月，由广州基金代表广州市财政局、广州市开发区国际生物岛、广州白云山医药集团、广东冠昊生命健康科技园等共同出资设立的中以生物产业投资基金正式落地。该基金的设立致力于推动广州市与以色列在生物医药产业领域深入合作，促进广州生物医药产业创新和转型升级。

近年来一直致力于互联网金融创新的中信银行，早在 2015 年便与阿里健康签署了战略合作协议，共同建设推广线上线下药品电子商务平台，联手开拓医

---

① IAB 战略，即发展新一代信息技术（Information Technology）、人工智能（Artificial Intelligence）和生物科技（Biology）等战略性新兴产业。

疗机构、医保等领域创新合作，实现药品信息数据、医疗资源和客户资源共享。"医药＋金融＋互联网"的创新结合，对于医药行业提高全产业链的资源配置效率有着重要的意义。

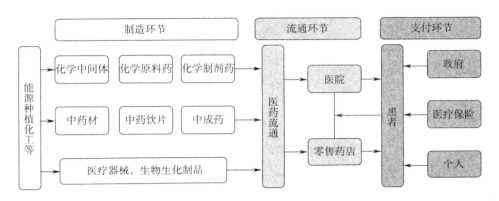

图2　医药制造全产业链流程

（数据来源：工业和信息化部，联合资信整理）

（二）支持智慧医疗发展，推动医药供给侧结构性改革

在医药产业整体产能过剩的大背景下，加快产业供给侧结构性改革、优化医药产业资源配置刻不容缓，而要推动医药产业供给侧结构性改革，除了要加快医药产业的整体创新、加速医药产业和产品的优胜劣汰，还应从需求层面大力发展医疗服务业，从而真正打通供需两端。目前各大商业银行纷纷进入智慧医疗、互联网医疗等领域，通过整合分散的医疗资源为大众提供更为方便快捷的医疗服务。以中信银行为例，2016年9月，其下属的中信银行广州分行与广州市番禺区政府合作的"广州市番禺区智慧医疗平台"正式上线，并同时发布中信番禺民生卡，作为中信银行布局"互联网＋医疗"的重要举措，该项目可为番禺地区市民提供手机挂号直接就诊、预约医院车位、自助缴费等一揽子智慧医疗解决方案。项目涵盖番禺区57所医院，惠及300万人口。

（三）加大对医药产业集群的建设力度

我国医药产业之所以大而不强，就是因为缺乏足够大型的医药产业集群。政府应大力推进医药企业联合、重组、兼并，鼓励跨地区、跨部门、跨所有制合作，整合生产要素，优化资源配置，扩大生产规模，增强企业发展能力。商业银行则应充分发挥在资金和投融资业务上的优势，积极为优质医药企业提供金融服务，与政府一起共同支持打造世界级的医药企业。

随着医药健康产业在整合发展中的综合融资需求不断扩大，近年来商业银行纷纷加入支持健康产业发展的行列，除了传统的信贷服务外，在推动医药企业产业集群资源整合与提升企业综合竞争力等方面进行了积极尝试。2017 年 1 月，中信银行与三胞集团成功签署战略合作协议，双方拟设立 200 亿元大健康产业全球并购基金，支持三胞集团在医疗、生物技术等大健康产业的战略布局和协同发展。可以预见，通过政府政策的合理引导以及金融力量的针对性支持，医药产业的创新发展便指日可待。

三、商业银行服务医药企业的实践案例

（一）商业银行服务医药产业的主要方面

从目前商业银行服务医药健康企业的具体实践看，商业银行正按照风险可控、商业可持续原则，加大对健康产业龙头企业的信贷投放力度，服务范围主要集中在以下几个方面：

一是在基础设施建设、流动性资金支持、资金结算等方面给予医院客户全方位的支持。对于有市场、有核心竞争力的医药企业，可适当加大授信额度，适度调整还款周期，满足企业生产需求。二是创新适合健康产业特点的金融产品和服务方式。针对健康产业科技含量高、资产轻、无担保等特点，推出适合健康产业发展的信贷产品和服务模式，最大限度满足相关企业的资金需求。深化与互联网企业的合作，研究基于大数据、云计算、人工智能等技术的健康产业金融产品。三是发挥银行集团化优势，为健康产业提供全流程、全生命周期的金融服务。为"医疗、医药、器械、流通、生态健康、养生养老及健康综合体"等大健康产业客户，提供"全流程 + 全生命周期"的综合金融服务。聚焦大型健康产业集团及上下游客户，致力于为健康产业链条客户群搭建服务平台，提供综合化、特色化金融服务。

（二）中信银行广州分行服务医药龙头企业的案例

作为广东省经济社会建设的重要金融服务机构，中信银行广州分行近年来以支持广东实体经济发展与全面建成小康社会为使命，积极助推医药龙头企业进行产业升级。以下以中信银行广州分行为广药白云山集团与康美药业集团提供的综合融资服务案例说明银行对医药产业提升发展质量发挥的重要作用。

1. 金融支持药企进行产业板块整合：以广药白云山集团为例。广药白云山集团（广药集团下属上市公司）在其"十三五"发展规划中，便明确提出

力争到 2017 年将广药白云山集团打造成为"千亿销售、千亿市值、百亿利税"的医药企业，到 2020 年实现销售额 1500 亿元以上，冲刺世界 500 强。作为广药集团主要合作银行，中信银行广州分行除了为广药集团提供授信支持外，还持续为其提供了包括并购贷款等在内的一系列综合融资服务。其中，2016 年 7 月该行向广药集团提供并购贷款融资 10.95 亿元，用于认购白云山股份定增股份。

通过本次综合融资服务合作，白云山股份将在"十三五"期间打造大南药、大健康、大商业、大医疗四大产业板块和电子商务、资本财务、医疗器械三大新业态，主要包括以下内容：投入"大南药"板块研发平台建设，推进资源整合和升级发展；增强"大健康"板块的资产独立完整及综合盈利能力；增资广州医药用于开展现代医药物流延伸服务、商业并购等；推动"大商业"板块从区域性龙头向全国性巨头发展；加速布局医疗服务、生物制药、医疗器械、诊断试剂等新型产业，实现跨越式发展提供支持，全面提升广药白云山集团产业综合竞争力。

2. 金融支持药企打造"互联网＋"产业平台：以某大型医药企业为例。

某医药企业是集药品、中药饮片、中药材和医疗器械等供销一体化的大型医药企业，连续多年位列中国企业 500 强、全球企业 2000 强。是国内第一家利用互联网布局中医药全产业链，以中药饮片生产为核心，全面打造"大健康＋大平台＋大数据＋大服务"体系的中医药全产业链精准服务型"互联网＋"大型上市企业。该企业构建了由网络医院、智慧药房、智慧养老、健康智库、健康管理、第三方支付和健康保险、社区健康、智慧养生等组成的互联网大健康平台，被列为国家唯一的中医药信息化医疗试点单位，获批全国首家网络医院资质。

为支持某大型医药企业持续推进"互联网＋"战略进程，中信银行广州分行针对其多层次需求提供了综合融资服务，包括以下内容：拓展多种融资渠道，整体降低集团融资成本；促进全产业链金融发展，解决上中下游企业融资需求；整合产业资源，有效发挥整体协同效应；充分发挥"互联网＋"新型商业模式，积极拓展线上市场，实现线上线下齐头并进全面发展的新局面。中信银行广州分行通过提供经营性物业贷款、股票质押贷款、并购贷款等针对该企业发展需求的融资服务，为其提升产业竞争力提供全方位支持，打造中医药领域的"互联网＋"领军企业。此外，中信银行广州分行还积极为该企业提供综合融资服务，并拟设立健康小镇基金，用于健康小镇项目建设开发等。

以中信银行为代表的商业银行对广药、康美等医药企业的综合金融服务支持，对于打造一批在全球范围内有影响力的医药品牌，从而打开海外市场，提升我国医药产业的国际竞争力具有举足轻重的作用。

四、结语

在新时代背景下，随着国内居民对多层次、多元化健康生活需求的不断提升，可以预见，健康产业将蓬勃发展，医药产业作为健康产业中的核心一环，其行业与企业发展水平与发展质量将直接决定我国健康产业的全球竞争力。以中信银行为代表的商业银行通过发挥资金和技术优势助力医药产业优化资源配置，提升产业创新水平；大力推动智慧医疗，互联网医疗；向医药企业提供覆盖全产业链、全生命周期的综合融资服务等途径，全面推动医药产业转型升级发展，广东省内两家代表性医药企业（广药集团、康美药业）正在中信银行等商业银行的综合金融服务支持下加速板块布局和整合，并借助互联网的力量打造线上线下齐头并进全面发展的新局面。在金融和互联网的双擎推动下，我国的医药健康产业正迎来新一轮产业大发展。

参考文献

［1］付春光．医药产业发展的问题和路径［J］．市场经济与价格，2016（5）：25 – 26.

［2］佟宇竞．促进生物产业发展的战略思路与建议——以广州为例［J］．科学管理研究，2017（21）：107 – 112.

［3］周幼曼．健康地产发展模式及金融资产管理公司投资机会探究［J］．金融实务，2017（3）：43 – 45.

［4］周天芸．金融添力呵护健康产业发展［N］．中国城乡金融报，2017 – 11 – 08.

［5］孔祥一．医药制造行业信用分析与展望［Z］．联合资信行业报告，2017 – 12 – 18.

［6］张曙霞．变革中的医药健康产业：整合提升医疗企业的契机来了［J］．财经国家周刊，2017（11）．

［7］薛新东．我国医药产业融资模式、问题与对策——基于全国 57 家医药

上市企业的分析［J］. 中国医药技术经济与管理，2008（8）：70－77.

［8］张可菡，茅蕾. 政府、市场和企业在美国生物医药产业发展中的作用［J］. 商场现代化，2008（3）：243.

［9］余景亮，孙峰，曹曼. 江苏生物技术和新医药产业发展现状及对策研究［J］. 特区经济，2015（1）：42－43.

［10］赵久龙. 商业资本竞逐数万亿元大健康产业：警惕借布局健康产业开发地产金融等项目［Z］. 经济参考报，2016（7）.

我国医疗健康产业金融支持
现状浅析与对策

杨国龙①

健康产业是围绕治疗和保障人们身心健康而催生出的产业，贯穿人的一生。生理、精神、社会与自然等方面的健康，是健康产业的基本目标和努力的方向，缺一不可。除了医疗服务、医药保健和营养保健等领域，健康产业涉及的范围还涵盖休闲保健服务、健康咨询和健康管理等诸多与人们健康息息相关的生产及服务领域。从国内外专家及学者的划分标准来看，健康产业可分为医疗性产业和非医疗性产业，而我国国内健康产业目前也形成了五大基本产业群：一是医疗产业，以医疗服务机构为主体；二是医药产业，以药物、专业医疗器械、医疗耗材生产销售为主体；三是保健品产业，以保健食品、健康产品生产和销售为主体；四是健康管理服务产业，以健康的检测评估、咨询、调理、康复、保障和促进等为主体；五是健康养老产业。

我国经济在快速发展的同时也逐渐面临人口老龄化困扰。为全面保障人民健康，国家和各级政府高度关注健康产业发展，并强调全民健康是全面小康的基础，中共中央和国务院于 2016 年出台《"健康中国 2030"规划纲要》，将健康产业作为我国经济和社会发展战略重点，竭力推动我国健康产业成长壮大。然而我国如今的健康产业在其发展过程中仍然面临严峻挑战，尤其是缺乏资金的金融支持，这是由于就目前而言我国健康产业尤其是医疗机构运营资金基本来自财政拨款和商业银行贷款，其他渠道筹集资金难度较大，渠道面也较窄。但是，自我国经济发展进入新常态后，银行信用贷款规模逐渐开始收紧，国家、政府对公立医疗机构财政支持力度也逐渐削弱，而民营医疗机构由于自身特点无法从商业银行手上获得抵押贷款，所以缺乏金融支持成为我国健康产业进一

---

① 杨国龙，经济学学士，就职于中国工商银行广州永平支行。本文选自第 22 期珠江金融论坛——金融支持健康产业发展论坛的应征论文。

步发展的"拦路虎"。因此，探讨健康产业金融支持解决路径和方法对于我国健康产业走出困境、蓬勃发展具有重要意义。

一、我国健康产业现状及发展前景

（一）我国人口与结构特征

1. 人口老龄化带来巨大社会及经济压力，同时医疗健康产业迎来新机遇。近年来，我国人口总体增速放缓且渐趋平稳，而 65 岁以上人口在总人口中占比逐渐升高。截至 2014 年，65 岁以上老年人群体占比已超过 10%，达到 1.38 亿人。2010 年以来，老龄人口增长速度约为同期人口增长速度的八倍，老龄化趋势加强。二孩政策放开以来，虽然人口老龄化有所放缓，但人口老龄化整体趋势并未减弱，仍然面临人口老龄化压力。根据公开数据显示，2015 年我国 60 岁以上人口已突破 2.2 亿人大关，在总人口中占比 16.1%，其中 65 岁以上人口已越过 1.4 亿人红线，占总人口的 10.5%。世界卫生组织（WHO）指出，中国 60 岁以上人口在总人口中占比将在 2050 年超过 35%，同时 65 岁以上人口也将冲破 3.32 亿人大关，占总人口的 25.6%，彼时中国将成为世界上老龄化最严重的国家。而老年人因身体、日常起居、消费习惯等方面产生的需求也将为医疗健康产业带来空前发展机遇，且伴随老龄化进程不断推进，医疗健康产业也将进入市场蓝海阶段。

表 1　　　　　　　　　　　我国老龄化趋势

年份	人口总数（万人）	65 岁以上人口数量（万人）	65 岁以上人口占比（%）
2010	134091	11894	8.87
2011	134735	12288	9.12
2012	135404	12714	9.39
2013	136072	13161	9.67
2014	136782	13755	10.06

数据来源：《中国统计年鉴 2015》。

2. 人口家庭结构日渐缩小，家庭养老压力加大，社会养老需求逐渐增强。数据显示，2013 年全国平均家庭人口 2.98 人，相比 1953 年的 4.33 人下降明显，家庭规模逐渐变小。这一趋势造成的后果是，越来越多的家庭需求满足要从外部供给获得，尤其是家庭养老外部需求不断加强。

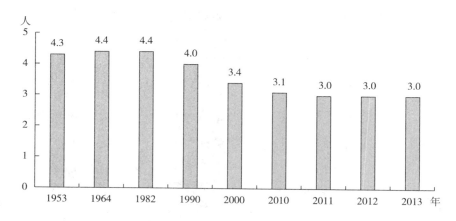

图1　1953—2013年中国家庭平均人口数量变化

(资料来源：艾瑞咨询)

3. 人口健康状态大体出现恶化趋势。我国人民生活水平随着经济发展逐渐得到提高，互联网高速发展和人们生活需求层次上升使健康知识传播也变得更加广泛，健康成为人们越来越关注的话题。同时，由于深受现代生活方式的负面影响，如生活节奏快、生活压力增大、缺少身体锻炼等不良因素，加之如今自然环境恶化影响，人们的生理和身体健康都受到威胁，亚健康开始成为常见词汇，越来越多的人受到亚健康困扰。根据WHO某项全球性调查来看，真正健康者仅占全世界人口的5%，疾病患者占20%，剩下75%处于亚健康状态。而我国人口健康状况也不容乐观，出现慢性非传染性疾病患病率迅速上升的趋势。有关资料表明，我国确诊的慢性疾病患者人数2.6亿人，约占总人口的19%，慢性疾病已成为明显趋势。大量人群处于亚健康状态，而亚健康者更可能受到健康问题困扰，因此健康服务需求也更强。

表2　　　　　　　1993年和2008年中国慢性疾病发病率与患病率对比

慢性疾病类型	发病率（%）		两周患病率（%）	
	1993年	2008年	1993年	2008年
高血压	11.9	54.9	3.9	31.4
肌肉、骨骼结缔组织	25.5	31	9.5	25.0
心脏病	13.1	17.6	4.7	10.7
糖尿病	1.9	10.7	0.8	6.0
脑血管病	4	9.7	1.5	5.8

国际专家学者研究表明，一个国家如若人均 GDP 超过 4000 美元，则将进入中等偏上收入国家行列，而这会拉动人们消费需求升级，带来健康服务产业迅猛发展。回过头来看，我国 2015 年人均 GDP 已突破 6000 美元，正处于健康产业高速发展的黄金时期。

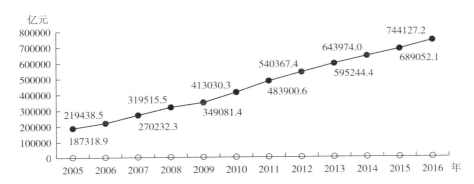

图 2　2005—2016 年中国 GDP 总量变化（中国统计年鉴 2017）

（二）我国经济结构发生改变

1. 医疗健康产业出现增长势头。艾瑞咨询报告显示，国内经济依然承受下行压力，增速虽放缓但保持上行状态。此外根据相关数据表明，到 2020 年国内GDP 将达到 92 万亿元人民币。在总体经济增长的同时，国内经济结构也在发生变化。2016 年 10 月国务院发布的《"健康中国 2030"规划纲要》表明，健康服务业总规模 2020 年、2030 年将分别超过 8 万亿元和 16 万亿元人民币，将成为我国经济新的发展推动力。

2. 我国居民消费结构得到升级。我国人民收入水平随着总体经济良好发展

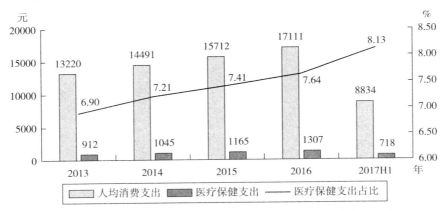

图 3　2013—2017 年医疗保健支出占比变化趋势（国家统计局网站）

不断得到提升，人们对于生活质量的要求也随之提高。根据国家统计局最新统计口径数据，我国居民消费中，医疗保健支出呈现从 2013 年的 6.9% 到 2017 年的 8.13% 的逐渐增加的趋势。

二、我国健康产业投融资现状及特征

（一）健康产业资金需求强，同时受到资本市场欢迎

1. 健康产业市场规模大。前文提到，2016 年 10 月国务院发布的《"健康中国 2030"规划纲要》表明了健康服务业总规模 2020 年、2030 年将分别超过 8 万亿元和 16 万亿元人民币，将成为我国经济新的发展推动力。因此，健康产业市场规模以及开发潜力巨大。龙信数据《大健康产业投融资研究》表明，在我国全部 A 股市值中，医疗保健企业市值占比仅为 5%，远低于全球 13% 的水平。反观国外，欧美健康产业早已成为其经济增长的强大引擎。美国健康产业规模 GDP 占比超过 13%，加拿大和日本相应占比也超过 10%。在我国，随着产业、产品和市场三升级，可以预见健康产业能容纳的资金量体量相当巨大，必定成为我国经济发展新焦点。

2. 健康产业在资本市场受欢迎程度较高。最近几年，政府推行诸多助推我国医疗健康产业发展政策。其中，"健康中国 2020"战略明确提出，我国要在 2020 年实现主要健康指标基本达到中等发展中国家水平，人均预期寿命增加到 77 岁，卫生总费用在 GDP 中的占比增加到 6.5%~7% 的战略目标。该战略及政策的推行，坚定了我国将"健康强国"作为基本国策的决心，同时也将全民健康事业提高到国家战略高度。国务院 2015 年 3 月《全国医疗卫生服务体系规划纲要（2015—2020 年）》表明国家全面推动分级诊疗，医疗主体融通和医养结合，实现医疗资源供给分布优化的笃定目标。此外，国家鼓励建立起来的数据平台将惠及商业健康保险和健康管理。也从以上战略推行开始，社会资本开始聚焦于健康产业。数据显示，我国 2015 年上半年健康产业融资案例共发生 125 起，融资金额约 130 亿元人民币，每起案例融资约 1 亿元人民币。此外，得益于政府对健康产业的扶持，我国资本市场对健康产业的投资热情自 2007 年医改后持续高涨。

（二）健康产业增长快，利润率较高

1. 医药市场体量大，利润率高。根据《中国健康产业蓝皮书（2015）》披露的数据，我国医药工业 2014 年总收入达 2.45 万亿元人民币，环比增长 13%，

平均利润率逾 10%。2015 年第一季度，医药工业收入同比增长 11%，而医药企业主营收入达 5819 亿元，同比提高约 10%。《中国健康产业蓝皮书（2017）》指出，2016 年医药行业终端药品市场规模达 14774 亿元人民币规模，增速已放缓至 7.3%。在医保控费和各项针对医院的行业政策趋严情况下，医药行业增速进一步放缓，预计未来一段时间行业趋势以结构调整为主，医药行业将逐步从粗放式体量增长，逐步演变为精细化质量提升。此外，基于老龄化社会来临和居民健康意识提高等有利因素影响，我国整个医药市场将不断扩大，利润率也将稳步提升。

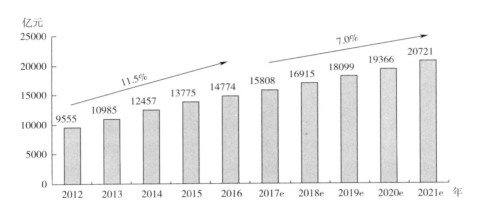

图 4　2012—2021 年中国终端药品市场规模变化

2. 医疗器械销售规模增长强劲，但与发达国家相比仍存在差距。《中国医药物资协会医疗器械分会 2015 年抽样统计调查报告》指出，中国医疗器械销售规模从 2001 年的 179 亿元人民币增长到 2014 年的 2556 亿元人民币，增长近 12 倍。其中 2012—2015 年的 4 年间，每年销售规模都同比增长约 20.8%，增长速度很快，但与发达国家相比仍然存在差距。从医疗器械和医药消费比例来看，全球平均水平 0.7:1，我国 0.19:1，发达国家 1.02:1。同时，我国医疗器械市场总规模占医药市场总规模的 19%，也低于发达国家 42% 的比例。若参照欧美国家发展数据测算，未来几年，我国医疗器械销售规模增长率仍能保持在 20%以上。

（三）健康产业资金运作存在较大空间

健康产业是一个刚刚得到发展的朝阳行业。根据有关机构数据，我们能预见未来我国人口老龄化趋势将进一步加强，人口老龄化压力将越来越大，但这一现象也给健康产业尤其是老年健康产业发展带来巨大拉动作用。我国居民人均收入随着国家经济发展的不断提高也为健康产业带来了消费动力。在人均可支配收入方面，我国城镇居民 2014 年达到 28844 元，同年农村则为 10489 元。投行瑞信 2015 年发表的全球财富报告称，我国财富总值突破 22.8 万亿美元，仅次于 85.9 万亿美元的美国，同时财富人群分层上中产阶级人数达 1.09 亿人，占据财富 7.3 万亿美元。收入水平的提高使人们生活品质追求也随之提高，人们更加重视自身生活质量尤其是自身健康问题，药品、保健品消费也会水涨船高，这直接扩大了健康产业资金运作空间。

三、健康产业融资困境分析

健康产业虽然在近几年由于政府的强力政策支持得到发展，但是仍然面临很多挑战，其中影响最大的是健康产业融资难问题。

（一）国家财政投入公立医疗机构力度减弱，发展缓慢

建设周期长、投资金额大，收益微小等是公立医疗机构的固有属性，因此其主要资金都来自政府财政支持。然而，近年来公立医院从政府手中得到的财政支持总体呈现下降趋势，究其原因如下：第一，人口增长、老龄化带来的老年群体人数增长，疾病和亚健康威胁等因素导致卫生费用逐年增长，日益加重财政负担，因此政府对公立医院直接投资的卫生财政投入政策正在转变为一种补充式财政补助模式，逐步缩减对公立医院直接财政投入，公立医疗机构得到的财政补贴不断下降。第二，公立医院药品收入逐渐下降。一家医院的主要收入包括药品差价、政府补贴和医疗服务收入，然而自 2006 年实施医疗改革后，国家更加强调公立医院的公益性，为减轻病人负担逐渐取消药品加成收入，药品价差收入大大减小。有数据显示，医改前的 2005 年，全国县级及县级以上医院药品收入占总收入的比重达 42.88%。第三，金融机构对于向公立医疗机构发放贷款持保守态度。公立医疗机构很多医疗设施受法律限制不能充当抵押物，加之公立医疗机构建设周期长、投资金额大、收益低微甚至无收益，导致很多金融机构不愿意发放贷款。基于以上背景，公立医疗机构常常面临资金短缺困境，其资金总体规模也呈现下降趋势。

（二）民营医疗机构发展受多种因素钳制

首先，国家对于民营医疗机构财政支持乏力。《中国卫生统计年鉴》统计数据表明，2012 年公立医院财政补贴占总收入的 14.65%，同期民营医疗机构财政补贴仅占其总收入的 0.73%。因此，民营医疗机构只能另辟蹊径融资以满足经

营需求。其次，民营医疗机构融资渠道有限。《中华人民共和国担保法》明确规定医院医疗卫生公益设施不得抵押，没有抵押物也就难以从商业银行得到贷款。其次，民营医疗机构现金流波动较大，导致其还款能力下降，并且其中部分机构的投资回报率低，未能达到银行放贷门槛。最后，金融机构融资门槛高，多元化融资占比少，分析如下。第一，债券市场债券产品缺乏多元化和医院主体资格缺乏两个方面原因造成债券融资方式采用较少。我国债券市场早期作为政府重大建设项目主要融资平台，重点在于为经济建设提供充足资金支持，因此债券发行主体都是大型国企或有政府背景的融资平台企业，且其债券主要投资对象是回报率较高的基础设施建设。虽然目前我国债券品种较多，但主要还是由央企和地方政府发行，由民营企业发行的债券寥寥无几，即便有也难以吸引到目标投资者。第二，股权融资门槛较高。上市融资的股份份额和收益分配有严格的规定和监管。随着股权融资模式普及和融资规模扩大，转让医院股份风险也比间接融资高，加上国内通过股权融资成功经验不多，股权融资普及遭遇了极大障碍。第三，配套支持政策落实不到位。一是竞争环境限制。民营医疗机构在财政补贴、税收优惠、资格准入、营业范围等方面有较多限制，各种支持政策落实不到位，民营医疗机构没有一个完全公平的市场竞争环境。例如，中间融资模式在健康产业当中仍然处于探索阶段，很多措施没有细化落实，同时中间融资存在经营和管理成本上涨导致的政府债务增加、私人投资失败风险增大、服务部门价格管制机制欠缺、医院融资风险增大、激励作用有限等问题，制约了医院融资的规模和效率。二是医院融资贴息，风险补偿担保等政策缺乏，没有政府信用的隐性担保，目前市场发展受到限制较多，规模相对较小，制约其获得贷款的能力。

四、解决健康产业金融支持困境的对策与建议

要想解决健康产业融资难题，要从两方面下手：一是解决融资过程中的信息不对称，二是削弱融资风险因素。因此，应根据健康产业不同发展阶段与企业实际需求，遵循"投资主体多元化，运作方式市场化，融资渠道多样化"原则，建立起多层级、高效率的融资体系。

（一）打造健康产业投融资平台

由政府牵头打造健康产业金融支持服务平台以整合区域优质企业和金融服务资源，实现银企和企业间资源共享、工具创新、业务协同和服务效率提升。

同时，该平台应具备信息收集和分析功能，分析企业融资需求，充分发挥金融机构与科技中介机构优势，建立起企业与各类金融机构间的沟通机制，将投融资需求透明化，降低信息不对称风险。此外，成立健康产业投资服务联盟，囊括行业重点企业、银行、券商、信托机构、保险机构、会计师事务所、律师事务所、创业投资机构等社会各方力量，以此汇聚各方资源，形成合力，共同解决融资难题也是一种重要尝试。

（二）健康产业企业应积极主动对接传统银行机构融资渠道

就目前而言，大部分医疗机构主要融资渠道仍属于传统金融融资渠道，如银行贷款、慈善捐款、内部融资、债券融资、杠杆租赁、股权融资、向外国政府贷款等，以上融资方式各有优劣，但都能在一定程度上解决医疗机构融资问题。具体选择哪种方式融资，医疗机构应首先明确国家支持政策，选择具体融资方式时应使之符合其自身性质以及国家政策需要，而且要经过全面考虑以此选择综合资金成本最低的融资方式，最大限度降低医疗机构财务风险，有效利用各种融资方式推动自身发展。

（三）利用互联网推动健康产业发展

互联网时代给我们带来了日益强大的互联网技术及思维，这同时也是我国健康产业高速发展的难得契机。传统的健康产业企业未能建立起互联网思维的高效决策机制，因此缺乏在新一轮信息化浪潮下融合产品和服务的创新力和行动力。作为我国未来时期经济建设的重点，健康产业应当积极汲取互联网技术与互联互通思维的精髓，将行业的产品、流程和服务进行一轮大革新，接受时代的洗礼，重新塑造自身竞争力。健康产业的发展战略思维也应当由以生产者为中心转变为以消费者为中心，根据用户需求生产适销对路的产品，进行个性化和精细化生产，为客户创造价值。当今时代不仅是互联网时代，也是智能化时代，健康产业发展路径也要遵循数字化、智能化和云端化发展趋势，通过智能化终端采集、保存和分析用户健康数据，为客户提供针对性的健康产品与服务。

（四）互联网 P2P 模式

健康产业可以作为 P2P 资金端。近几年，由于监管渐趋稳定，P2P 行业业务形式多种多样。根据医疗健康产业特点，P2P 网贷可帮助其个性化定制融资模式，解决健康产业企业融资难题。由于大部分民营医疗机构没有合适的抵押物，且一般而言其规模都属于中小型企业，因此这些企业应该考虑产业链上下游或者同业间合作，比如通过"抱团增信"的方式获得融资。具体来说，P2P 企业首先确定一种"N 家医疗机构融资联保"的方式，以其中资信较好的医疗企业为主，运用工商局大数据确保其信用等级，N 户联合成一个联保单位，如果该联保单位内部成员想要融资，则其他成员共同为其担保。以上担保融资思路可降低中小型医疗企业融资门槛，也在一定程度上解决了抵押物不足无法获得抵押贷款问题。此外，建立这种联保单位也能促进企业间相互监督与共同发展。

（五）互联网基金

从概念上来说，互联网基金是指在互联网上进行的证券投资基金。互联网基金可以把大部分散户零碎账户资金集合起来，集腋成裘，保障用户资金流动性与安全性，同时最大化投资者收益。互联网基金"T＋0"申购与赎回方式和相对较高的收益率为其赢得了许多互联网投资者的热捧。相对于传统基金，互联网基金主要呈现出两大特点：业务跨界融合，以及用户体验创新与提升。传统基金销售渠道由与证券公司合作的商业银行代理销售、基金管理公司直接销售和基金销售公司代理销售三种方式组成，其中最主要的还是通过商业银行代销铺设的销售渠道。产生于互联网金融时代的互联网基金则与传统基金相差甚远，线上网络销售不仅节省了渠道铺设成本和减少利润分成，同时也拓宽了销售渠道，可谓"一石三鸟"。此外，基于互联网的基金销售模式让基金公司和第三方支付企业实现双赢，互联网基金公司获得第三方支付企业的存量客户，支付公司则可以吸引更多新用户并收取中间支付结算手续费用。传统的基金营销主要依托商业银行销售渠道，而商业银行虽然拥有丰富的客户资源与强大的硬件支持，但其服务往往缺乏个性化，不能结合客户群体具体需求，在一定程度上对客户的投资热情造成了负面影响。而互联网基金则不然，天生具备互联网基因的互联网基金，既方便客户自主选择和操作，又降低了客户投资门槛，也从流动性和收益性上获得客户的高度认可。因此，互联网基金应当成为健康产业企业融资的一个优良渠道。

五、结语

健康产业作为刚刚崛起的一大产业，其发展潜力和重要经济地位都受到了国家和政府的高度重视，推动健康产业发展也是"十三五"规划蓝图中十分重要的板块。然而，健康产业发展依然受到融资难题制约。而要摆脱当下困局，需要由政府出面，积极联动社会各方力量和资源，为健康产业企业与金融机构间信息交流提供良好的平台和环境，共同促进整个产业和整体经济良好发展。

参考文献

［1］宫洁丽，王志红，翟俊霞，等．国内外健康产业发展现状及趋势［J］．河北医药，2011（14）：2210 – 2212.

［2］胡琳琳，刘远立，李蔚东．积极发展健康产业：中国的机遇与选择［J］．中国药物经济学，2008（3）：19 – 26.

［3］李育才．健康产业发展六大趋势［J］．中国卫生产业，2005（9）：65 – 66.

［4］吕岩．健康产业：我国现代化进程中的巨大机遇和挑战［J］．理论与现代化，2011（1）：16 – 20.

［5］任静，张振忠，王云屏，等．我国健康产业发展现状研究［J］．卫生经济研究，2013（6）：25 – 28.

［6］王晓迪，郭清．对我国健康产业发展的思考［J］．卫生经济研究，2012（10）：10 – 13.

［7］王烨．健康管理与健康产业现状与发展趋势［J］．河北医学，2012（1）：134 – 137.

［8］武留信．中国健康产业论坛发展报告［J］．中华健康管理学杂志，2008（5）：268 – 270.

［9］张再生，邵辉．老年健康产业发展的思路与对策——基于战略性新兴产业视角［J］．中国卫生政策研究，2014（3）：1 – 6.

［10］朱士俊．我国健康产业发展现状及对策分析［J］．医学教育管理，2016（1）：391 – 394.

金融助力健康产业

赖俊宇[①]

一、引言

（一）研究背景

健康产业是关系全国人民一生的产业，影响着人们未来的生活品质，是我国经济产业中一大"朝阳产业"，美国著名经济学家保罗·皮尔泽在《财富第五波》一书中甚至将其称为继 IT 产业之后的全球"财富第五波"。中共中央政治局 2016 年 8 月 26 日召开会议，审议通过《"健康中国 2030"规划纲要》。为推进健康中国建设、提高人民健康水平，根据党的十八届五中全会战略部署制定，纲要并于 2016 年 10 月 25 日印发和实施。

由此，推动健康产业大力发展已经成为各界共识，健康产业的各个领域迎来重大发展机遇，而且随着老龄化问题的严重以及我国居民人均收入水平的提高，中国老百姓对于健康产业的需求也逐渐旺盛，但健康产业是一个前期投资巨大、收益滞后的产业，所以要大力发展健康产业离不开市场经济，急需金融的强有力支持。

（二）研究方法

本文主要采取理论分析及数据对比分析的方法，通过对比我国与外国这几年来健康产业的规模、我国的人口数量等数据挖掘健康产业的前景，并结合国家时事政策如"一带一路"倡议、"健康中国 2030"等进行论述，还列举了生活中的一些案例（如莎普爱思等）进行阐述。

---

① 赖俊宇，经济学学士，就职于中国农业银行广州东城燕岭支行。本文选自第 22 期珠江金融论坛——金融支持健康产业发展论坛的应征论文。

二、健康产业概述

（一）健康产业的定义

健康产业涉及医药产品、保健用品、营养食品、医疗器械、保健器具、休闲健身、健康管理、健康咨询等多个与人类健康紧密相关的生产和服务领域。中国健康产业由六大基本产业群体构成：（1）以医疗服务，药品、器械以及其他耗材产销、应用为主体的医疗产业；（2）以健康理疗、康复调理、生殖护理、美容化妆为主体的非（跨）医疗产业；（3）以保健食品、功能性饮品、健康用品产销为主体的传统保健品产业；（4）以个性化健康检测评估咨询顾问、体育休闲、中介服务、保障促进和养生文化机构等为主体的健康管理产业；（5）以消杀产品、环保防疫、健康家居、有机农业为主体的新型健康产业；（6）以医药健康产品终端化为核心驱动而崛起的中转流通、专业物流配送为主体的新型健康产业。

（二）健康产业的现状

目前我国健康产业是一个新兴的产业，地域差异还较为明显，这与我国的社会经济现状也是一致的，区域间发展还不平衡，全民医疗保障问题还未全面推广，一线城市和部分省会城市健康产业市场比较大、发展较为迅速，而其他城市则由于市场、人口等原因限制，其健康产业的发展潜力还有待进一步发掘。

从表1中的数据可以发现我国的健康产业规模是逐年递增的，从2009年的

表1　　　　　　　　2009—2016年中国健康服务产业结构

年份	医疗产业（亿元）	医药产业（亿元）	保健品产业（亿元）	健康管理服务（亿元）	健康养老（亿元）	合计（亿元）
2009	1717	9539	450	432	3399	15537
2010	2133	11849	609	518	4199	19308
2011	2746	15255	856	622	6444	25923
2012	3246	17083	1131	746	7709	29915
2013	3913	20593	1579	896	10382	37363
2014	4432	23326	2055	1075	14100	44988
2015	4850	25842	2361	1290	16442	49985
2016	5322	28062	2644	1520	18525	56073

资料来源：和讯网智通财经，《2017年我国大健康行业产业结构及市场规模分析》。

15537 万亿元到 2016 年的 56073 万亿元，足足提高了 2.6 倍，而且随着国家政府的日益重视以及人民需求的日益加大，这一数字仍会继续增长，尤其是 2016 年颁布了《"健康中国 2030" 规划纲要》，预计 2020 年我国的健康产业要达到 8 万亿元以上，有望占 GDP 的 10% 以上，而 2030 年健康产业则预计要达到 16 万亿元以上。

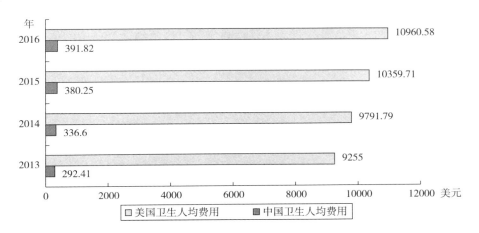

图 1 2013—2016 年中美两国卫生人均消费对比
(资料来源：搜狐财经，《2017 年中国医疗健康行业大数据报告》)

但我们也发现，即使我国的健康产业规模逐年递增，规模和增长率都已处在较高的水平，但和发达国家还是有很大的差距，美国的健康产业规模占 GDP 的比重超过 13%，加拿大、日本的健康产业规模占其 GDP 的比重超过 10%，而从股票市值占比看，2015 年我国的医疗保健市值占全部 A 股市值的 5% 左右，这一比重远低于全球 13% 的水平，从人均卫生费用看，2016 年我国仅为美国的 3.6% 不到，由此种种可见，我国的健康产业还有很长的路要走，仍有较大的提升空间。

三、健康产业的特性及问题

（一）市场大

健康产业涉及的领域非常广，如医药产品、保健用品、营养食品、医疗器械、保健器具、休闲健身、健康管理、健康咨询等，许多领域都蕴藏着巨大的商机，健康产业与每个人都息息相关。

由图 3 数据可知，我国人口增速虽然放缓，但总体基数大，而且总人口依旧呈上升态势，其中 60 岁以上人口比例更是由 2010 年的 8.9% 增长到了 2016 年的 16.7%，几乎翻了一倍，老年化问题严重，老年人口逐渐增多，患病概率也逐渐增大，健康问题迫在眉睫，加之我国的医疗保障体系仍未完全建立，社保养老金压力巨大，可以预见，未来几年我国的健康医疗需求仍将不断增大，原医药市场、医疗器械销售仍将保持较高的增长水平，健康产业市场非常广阔。同时，随着人们生活方式的改变以及收入水平的提高，人们已经逐步从患病治病过渡到未病预防上来，注重健康生活、养生等，这使健康产业中的休闲健身、健康旅游、保健品等领域无论在老年人市场还是年轻人市场中都极具商业价值。

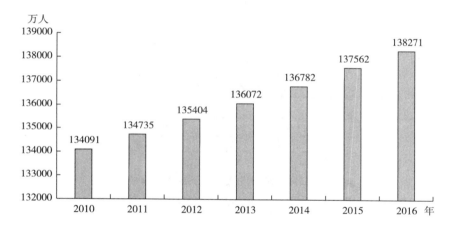

图 2　2010—2016 年我国总人口数量

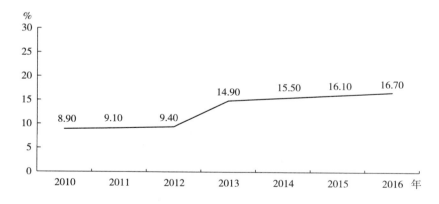

图 3　2010—2016 年我国 60 岁以上人口比例

（资料来源：搜狐财经，《2017 年中国医疗健康行业大数据报告》）

（二）融资难

健康产业虽然看上去前景非常光明，甚至被誉为未来经济增长的一大助力产业，但是现实当中仍旧困难重重，比如融资难问题。

由图4可知，医疗健康行业的融资金额和融资案例数量波动还是比较大的，但我们从前面的分析可以预见，从《"健康中国2030"规划纲要》颁布后，我国健康产业的前景会更加明朗，单案例的资金需求也会逐渐加大，健康产业的总体质量将会有所提升，尽管目前医疗健康行业有走低趋势，但依然不容小觑，而波动和走低其实也恰恰反映出现在健康产业的融资难问题。从大环境来说，我国经济进入新常态，经济增速明显放缓，财政支付压力逐渐加大，国家对公立医疗机构的投入也逐渐减少，而民营医疗机构更不用说，补贴本身就少，再者，随着医改的进行，医院的药品收入递减，医院总体的资金逐渐减少，因而规模的发展也会相应受到限制，不利于健康产业的发展；从医疗机构自身来说，由于医疗事业投资大、回报时间长，在国家没有强调"健康中国"概念前，且许多医疗设施由于《担保法》明确规定不得抵押，使许多进入机构不愿意给予贷款，这些问题对于民营医疗机构而言更是严重，民营医疗机构可能本身的规模就不算大，起步也比较晚，在银行的信用评级更是不算高，贷款的能力和规模就更加有限了，这些都将严重影响我国形成百花齐放的健康产业局面。

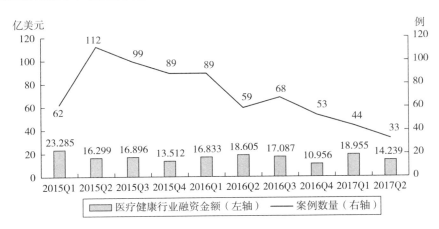

图4　2015—2017年我国医疗健康行业融资金额及案例数量对比

（资料来源：搜狐财经，《2017年中国医疗健康行业大数据报告》）

（三）法律法规不完善，健康产业参差不齐

我国以往更注重经济发展问题，忽视了环境、忽视了人的生活质量、忽视了人的健康。在"健康中国"概念提出前，健康产业并没有得到应该有的重视，即使国外已经把它誉为下一个时代经济增长点，这一点从我国对于健康产业的研究数量之少上就可以看出来。如此的大环境，也滋生出许多不合规或"打擦边球"的健康产业，导致健康产业始终未能真正发展成型。而且我国暂时没有统一的市场准入规则且缺乏行业标准，这是目前健康产业发展的最大障碍，对于一些药品的安全性以及有效性根本无法检验，消费者对这些药品的信任度也不高，这些药品的生命周期也比较短；再者，由于缺乏一个完整、权威、系统的体系，很多健康产品大同小异，此外健康企业的监管问题也还没有得到解决，没有相应的法律法规支持，更缺少相应的执法队伍，使健康产业质量参差不齐，准入门槛低，虚假产品繁多。由此可知，目前我国在医疗健康产业方面的法律法规监管配置远未能满足"健康中国"的构造。

（四）起步晚，技术与人才的欠缺

健康产业在我国起步比较晚，现代健康产业的大数据框架还未建立起来，未来的健康产业必然是数据化的，通过客户日常使用的健康产品如智能手表、手环等上传的数据，对客户的健康状况进行分析，及时发现身体的微小变化，使人们能够防治在前，但这整套的医疗数据信息共享平台需要非常高的技术要求和保密共享协议，目前我国尚未能够实现；再者，百姓转变健康医疗习惯也需要一个过程，从传统的排队挂号看病，要转化成预约取号、在线支付、在线咨询治疗，需要一个学习和摸索的过程；并且，目前我国的医疗保障尚未完全实现全国联网直接异地报销，居民异地就医时报销流程复杂，导致百姓在看病上有诸多考虑，既延误治疗又不利于健康产业发展；起步晚带来的影响还有就是人才的缺失，无论是健康产业产品或者技术人才还是健康产业推动、构思方面的人才都严重匮乏，这些对于一个新兴产业来说都是不利的，都在一定程度上削弱了健康产业的推广与发展。

四、金融助力健康产业的策略

（一）互联网金融

1. 互联网金融解决融资问题。互联网金融对于解决健康产业的融资问题有巨大帮助，以往健康产业的资金基本上都是通过财政拨款和银行获得的，但是如今国家对公立医院等产业的财政支持力度减弱了，民营医疗机构更是难以获得政府支持和银行贷款，因而导致健康产业的资金来源也越发减少。现在由于互联网的发展，健康产业可以尝试使用众筹、P2P、互联网信托等方式进行融资：（1）众筹。医疗健康企业依照众筹公司规定发起投资产品，经过审核后发行，项目发起后出资人利用网站搜索引擎筛选自己感兴趣的投资项目，利用网站社区其他客户对项目的评价作为营销手段，大大节省了营销人员的人工成本，运用大数据挖掘技术和其他投资者的互评，对项目发起人进行信用评级，大大节省了风险控制成本。（2）P2P网贷，可以比较简易地吸引小额的资金，如果几家民营医疗机构联名借贷还可以增加授信。（3）互联网信托，一般来说借款企业需要提供超值抵押品，并且这些抵押品要容易变现，或者股东承担无限连带责任，相比传统信托而言，门槛较低，也比较有保障。

但如今专注医疗健康产业的P2P网贷还比较少，行业规范也还有待提高，故除了综合利用互联网金融的技术外，还需要国家政府整顿互联网金融行业，提高互联网金融行业的质量，使其更好地为健康产业的融资服务。

2. 互联网金融解决民生医疗问题。一是药价方面，可以利用金融工具对药价进行统一的成本核算，统一定价，以互联网思维公开比对药价，从而使药价更合理、更透明；二是治疗保险，与互联网金融衍生品、金融保险相融合，每家医院对治疗进行合理投保，发生医疗事故由保险公司先行赔付，更合理地解决医患问题；三是识别保健品，与互联网大数据合并，将所有保健品录入统一查询识别系统，可以查询产品的真假；四是网上便捷操作，利用网上支付交流平台可以更有效地解决网上挂号、支付、预约专家、网上购药、网上简单诊疗等基础民生问题。虽然互联网金融对于居民就医具有便利作用，但是利用互联网金融逐步解决民生医疗问题的同时，必须要配套专门的法律法规进行管理并做好互联网金融医疗的知识普及，确保药品、保健品、医疗保险、网上就医等方面的数据及时更新、收费细则公开及相应隐私保密。

（二）产业链金融综合服务

金融链条下的各个主体如银行、健康产业集团、基金公司等都可以凭借自身的服务，集中优秀的资源共享发展健康产业，形成互助支持链条。

大型银行，可以致力于健康企业及其上下游的企业，帮助健康产业链条的客户群搭建服务平台，提供综合化、特色化金融服务，研究推出供应链金融、融资租赁等一揽子金融产品和服务，实现线上安全快捷交易、结算，甚至线上授信。

而大型的健康企业集团也可以为自己上下游的企业提供"一站式"金融服务，优化供应链条，使其沟通更加流畅，例如，云南白药集团汇集了上千家供应商、批发商等合作商户，积极布局金融领域，比如文山三七种植户可以获得云南白药集团提供的金融服务来缓解资金压力。其还先后设立了资产管理公司、商业保理公司、产业投资基金以及融资租赁公司等类金融机构，为产业链上的企业提供全方位、多层次的金融综合服务。目前，云南白药正在实施的供应链金融项目，通过为供应商提供金融保理业务，改善了供应链上、下游关系，优化了供应链中的资金流，为供应商提供了切实的资金支持和服务。

而基金公司也同样可以提供资金以外的支持，如整合其手头上的多家健康产业企业资源，促进其进行资源的交流与整合，如海邦生物医药基金、海邦人才基金合伙人，聚光科技（杭州）有限公司首席执行官，浙江省海外高层次人才联谊会会长姚纳新提及"让'老海归'帮扶'新海归'创业，更可以集合优质资源一起携手发展"，让其签约的普望生物、多禧生物及杭州中肽生化有限公司一起集合优质人才资源，共同发展健康产业。

（三）结合国家政策，打造健康之城品牌

随着"一带一路"倡议和《"健康中国2030"规划纲要》的提出，一些省会城市如广州、昆明等，完全可以结合"一带一路"倡议的优惠政策建立金融保税区，服务"一带一路"倡议布局的同时侧重优先发展健康产业，打造"健康之城"的城市品牌。像昆明拥有"春城""花都""十佳绿色旅游城市"等美称，广州也有"花城"等美称，且广东人极其注重养生，广州也有许多著名的文化健康娱乐场所如白云山、越秀公园等，且这类省会城市往往市场巨大，科技较为发达，人口也比较多，拥有非常独特的优势，若此类城市的金融业能够支持其打造健康之城的品牌，金融产品围绕健康旅游、保健品、健康养老等产业服务，吸引更多优质的健康产业企业入驻，是非常有利于推动当地形成国际化的金融大都市和健康城市的。一旦氛围和品牌形成，健康产业将会进发式发展，资源和人才将会源源不断地涌入。

（四）传统银行

同样地，传统银行也可以为新型支柱性产业——健康产业助力：（1）在"一站式"服务方面可以为健康产业设计上下游供应链式的金融综合服务，使其轻松安全地完成资金的交易结算、对账、授权等。（2）随着国家政策对健康产业支持的放开，银行可以适当放宽对健康产业的贷款条件，适当增加授信额度，给予贷款利率优惠等，还可以为其设计专门的小额贷款模式。（3）优化健康产业保险种类，银行为其设计专门的医疗健康险种或者推广代销部分合适健康产业企业的险种。（4）完善银行系的P2P平台，使其更好地助力健康产业融资。（5）银行可与互联网企业合作，直接助力互联网医疗，如2015年6月，中国工商银行与百度签署战略合作协议，通过医患双选平台"百度医生"展开互联网医疗合作，包括挂号服务等合作内容。（6）银行直接参与投资健康产业，如 2015 年 8 月，平安银行正式挂牌成立医疗健康文化旅游金融事业部，在总行级层面构建健康文旅产业跨界专营机构；中信银行启动与高端医疗机构战略合作，搭建女性医疗服务平台，精准定位客户群体。

五、结论

健康产业是拉动经济发展的下一代支柱性产业，是朝阳产业，尽管目前健康产业在我国存在融资难、法律法规不完善、产业质量不齐、起步晚、人才及技术欠缺等问题，但随着《"健康中国 2030"规划纲要》的颁布，健康产业已从国家政府层面得到了重视，如此一来势必对健康产业有巨大的推动作用。而在金融层面：（1）互联网金融，健康产业可以通过互联网金融的众筹、P2P、互联网信托等方式进行融资，解决以往融资难、门槛高等资金欠缺问题，还可以依托互联网金融的网上交流支付平台实现网上预约挂号、支付、看病等服务。（2）银行、健康产业集团、基金公司等都可以凭借自身的优势整合资源，优化连通上下游产业链，集中优秀的资源共享发展健康产业。（3）城市方面，结合国家政策及自身城市健康文化特点，打造"健康之城"的品牌，吸引更多健康产业的资源资金流入。（4）传统银行方面，可以从结算、贷款、保险、P2P 平台等方面优化自身的产品与服务，还可以与其他机构合作，直接投资健康产业进行运作。

参考文献

［1］郭峰，陶青，潘海波. 金融创新撬动千亿健康产业［N］. 杭州日报，2015 - 02 - 03.

［2］张雁群，雍明虹. 金融"活水"润泽健康产业［N］. 云南日报，2017 - 04 - 11.

［3］陆岷峰，徐阳洋. 关于"互联网金融 + 健康产业"的战略研究［J］. 南阳师范学院学报，2016（15）：48 - 55.

［4］徐阳洋，朱彬彬. 互联网金融：健康产业的"补血"良方［N］. 江苏经济报，2015 - 11 - 20.

［5］周天芸. 金融添力呵护健康产业发展［N］. 中国城乡金融报，2017 - 11 - 08.

我国养老金融发展研究

樊鑫淼[①]

中国是世界上老年人口最多的国家之一，也是世界上较早进入老龄社会的发展中国家之一。改革开放几十年来，由于人民生活水平逐步提高、医疗卫生保健事业的改善以及持续的低生育率水平，使我国老龄化进程逐步加快。按照国际老龄化标准[②]，我国早在 1999 年就已经进入了老龄社会。据统计，截至 2015 年底，我国 60 岁及以上的老年人口达到 2.22 亿人，占总人口的比重为 16.1%，其中 65 岁及以上的人口为 1.44 亿人，占比为 10.5%。到 2020 年中国老年人口将达到 2.48 亿人，老龄化水平将达到 17.17%，仍占全球老龄总人口的五分之一。预计到 2050 年，我国老龄人口将达到全国总人口的三分之一。老龄化社会的到来，一方面催生出巨大的老年金融市场，为我国金融业发展带来巨大的老年金融市场需求，另一方面对我国社会经济、政治、文化等各个方面都带来了深刻的影响，特别是对当前我国老年金融市场面临的诸如产品缺乏、市场规范性差等养老制度方面的诸多问题更是提出严峻的挑战。金融如何支持日益严峻的养老服务、满足逐步扩大的养老人群和日益增长的潜在的金融需求，这是摆在我们面前的亟待解决的社会课题。

一、养老金融的概念及分类

"养老金融"的概念最初由英国学者大卫·布莱克（David Black）在其经典

---

① 樊鑫淼，硕士，现任海南省农村信用社海口联社部门经理。本文选自第 22 期珠江金融论坛——金融支持健康产业发展论坛的应征论文。

② 国际老龄化标准：当一个国家或地区 60 岁及以上老年人口占人口总数的比重达到 10%，或者 65 岁及以上老年人口占人口总数的比重达到 7%，就意味着这个国家或地区进入老龄化社会。

著作《养老金金融》（*Pension Finance*）中提出的"养老金金融"而来。他认为，养老金金融的主要研究对象是养老基金投资于金融资产、不动产、衍生工具和另类投资。但是我们知道，"养老金融"不仅仅包括"养老金金融"。中外学者早已从不同的角度进行了较为详尽的阐述，并提出了不同的见解。我国一些学者，如贺强（2011）、杨燕绥等（2014）、党俊武（2014）分别从金融服务方式、综合性服务体系、"老龄金融"等不同的角度阐述这个概念，但都不算完备，因而存在一定的争议。笔者认为，养老金融不是某一个方面的问题，关系到整个社会养老方面的所有问题都应该纳入养老金融服务领域，涉及相关金融机构、国家政策、相关投资机构等，所以，笔者认为养老金融有狭义和广义之分：狭义的养老金融，即养老金金融，是指根据我国相关政策，个体在年轻时为年老时所作的资产准备，以满足老年养老所需的金融产品和服务的金融运作活动；广义的养老金融是指包括社会各商业银行、保险、证券、信托、基金及投资公司等在内的各类金融机构在国家相关养老法律法规等政策的规范和指导下，以老年人为主要人群，通过发展养老金融体系和养老产业从而提供各类金融产品和服务以满足老年人的各种金融需求，保障老年人合理的、有尊严的生活水平等所开展的一系列金融活动。概括来讲，养老金融就是一切以养老为根本目的的金融活动。它本质上仍然是金融，以养老为根本目的。

养老金融作为养老产业链的一个关键环节，不仅是我国现代金融体系的重要组成部分，而且是促进金融市场快速发展、优化金融机构和整个金融业升级转型的重要渠道。它是在我国人口老龄化社会到来的历史阶段，金融体系发展过程中出现的一个外延和内涵都比较松散的相对概念。关于养老金融的分类，按照《养老金融蓝皮书：中国养老金融发展报告（2017）》规定，从内容上来划分，可以将养老金融分为养老金金融、养老产业金融和涉老服务金融。养老金金融主要指针对整个养老金体系管理和对养老资产进行资本运作而进行的一系列金融活动，是金融机构以储备积累养老金资产并实现养老基金的保值增值为目的，旨在使老年退休人口有充足的经济能力将对相关金融产品和服务的潜在需求转化为有效需求，包括养老金的投资与管理、养老保险制度安排等。养老产业金融指通过为相关养老产业提供投融资资金支持、促进养老产业发展而开展的一系列金融产品和服务活动，主要包括投融资渠道的拓宽、信贷产品创新和服务种类增加等。涉老服务金融指涉及为满足老年人口需求而开展的所有服务行业或领域的金融活动。

二、我国养老金融发展现状

（一）养老金融起步晚，在政策支持上还多有不足

我国老龄化社会的到来要远远晚于发达国家。为应对老龄化问题，我国已经开始从国家层面连续出台多项政策，推动养老金融的健康快速发展。养老问题已经提高到国家的战略意义层面上来。如 2013 年国务院及相关部委出台了《国务院关于加快发展养老服务业的若干意见》（国发〔2013〕35 号）。2014 年国务院发布《关于加快发展现代保险服务业的若干意见》（国发〔2014〕29 号）、2015 年国务院颁布《基本养老保险基金投资管理办法》（国发〔2015〕48 号）及《关于推进医疗卫生与养老服务相结合的指导意见》（国办发〔2015〕84 号文转发）等一系列文件，对创新养老保险产品服务、推动养老金有效投资等方面进行了明确规定。

2016 年 3 月 21 日，中国人民银行、民政部、银监会、证监会、保监会五部门联合发布了《关于金融支持养老服务业加快发展的指导意见》（银发〔2016〕65 号），为金融支持养老服务业发展提供政策支持，推动了包括养老金金融、养老服务金融及养老产业金融在内的养老金融发展，为养老产业发展提供了政策方面的财政保障。该文件对"养老领域金融服务"，即"养老金融"作出了重要界定，是迄今为止论述养老金融最为完整和丰富的基础性文件。同年，中央全面深化改革领导小组第二十八次会议通过了《关于全面放开养老服务市场提升养老服务质量的若干意见》（国办发〔2016〕91 号），紧紧围绕老年群体多层次、多样化的服务需求，降低准入门槛，鼓励社会资本进入养老服务业，推动公办养老机构改革，提升居民社区和农村养老服务水平，推进养老服务业在制度、标准、设施、人才队伍等方面的建设。

2017 年 2 月 28 日，国务院发布《"十三五"国家老龄事业发展和养老体系建设规划》，提出到 2020 年要实现"多支柱、全覆盖、更加公平、更可持续的社会保障体系"的发展目标。2017 年 6 月 29 日，国务院办公厅发布《关于加快发展商业养老保险的若干意见》（国办发〔2017〕59 号），明确了商业养老保险在养老体系建设中的作用和任务。一系列政策的出台，为我国养老金融发展带来巨大的发展空间。

在国家一系列相关养老政策的大力支持下，我国的养老金融发展取得了一定的成效：在养老金金融方面，覆盖全民的多层次养老金体系初步建立；在养老金融服务方面，金融养老产品和服务正在逐步多元化，综合服务正成趋势；在养老产业金融方面，支持养老产业发展的诸多模式（如 PPP）已在初步探索建设中。即便如此，从整体来看，我国的养老金融仍处于初期的探索阶段，在广度和深度上都发展不够，急需更进一步细化的政策支持，推进养老金融产业化、规范化。

（二）养老金融总体供给不足，难以满足社会需求

供给不足主要表现在养老金制度安排和养老金资产管理两个方面。根据世界银行建议，合理的养老金安排是社会保障、企业保障、个人和家庭保障三方面相结合的三支柱体系。这强调了三方共同负担养老责任，以减轻国家负担，这是目前我国政府希望推行的制度。

制度安排方面，体制不完善，承担比例不合理。大多数发达国家往往采取由政府、雇主和个人分担的三级三支柱养老金模式。如美国现行的养老保险体系中的第一支柱是由政府主导、强制实施的社会养老保险制度，即联邦退休金制度；第二支柱是由企业主导、雇主和雇员共同出资的企业补充养老保险制度，即企业年金计划；第三支柱是由个人负责、自愿参加的个人储蓄养老保险制度，即个人退休金计划。三者分别发挥政府、企业和个人作用，互为补充，为退休人员提供多渠道、安全可靠的养老保障。三支柱之间分担比例适当，恰当合理，保证了国家养老金总体供应充分。我国的养老金体系建设也正在探索这种国家基本养老保险、企业年金和个人储蓄相结合的三支柱体系。其中，作为第一支柱的基本养老金缴费数量庞大，占比最高；经过十多年的发展，第二支柱逐渐趋于成熟，但整体覆盖面偏小，并且由于缺乏相关刺激政策，目前局面明显改善的可能性较小。据统计，2015 年我国企业法人数目超过 1259 万，目前已经建立年金计划的企业有 76298 家，以大中型企业为主。第三支柱的个人税延养老金尚未真正建立，几乎可以忽略不计。以上，主要因为我国养老金制度较西方发达国家起步较晚，还处于探索阶段，体制不完善，再加上诸多问题，如养老金个人账户存在巨额空账、投资渠道狭窄等，因此，结构失衡、过分依赖第一支柱导致养老金总体供应不足。

在养老金资产管理方面，由于缺乏系统有效的投资和保值增值办法，养老金保值增值能力弱。2015 年《基本养老保险基金投资管理办法》的发布，标志着我国养老金资产管理迈上新台阶。但是由于养老金资产规模较小、资本运作经验不足，难以形成有效投资、保证资产保值增值，从而严重影响养老金资产积累。

（三）养老服务金融受制，发展相对缓慢

《中国居民退休准备指数调研报告（2013）》指出，在我国，由于受传统观念的影响，在所有的理财工具中，银行储蓄是应用最为广泛，也是最为主要的理财工具，其次是保险、债券、信托、基金等（见图1）。我国居民的储蓄总量居全球首位，而在这其中，养老金融产品和服务数量则占比较少。主要因为一方面我国养老金服务领域目前还处于初步探索阶段，没有形成新的金融业态，缺乏其他相对完善的有效的投资理财途径，有限的养老金产品无法发挥出充分有效的养老金融服务需求导向作用；另一方面受自身因素局限，老年人更倾向于财富稳定增值，风险偏好保守型的理财产品，不愿意投资其他风险大的理财产品。

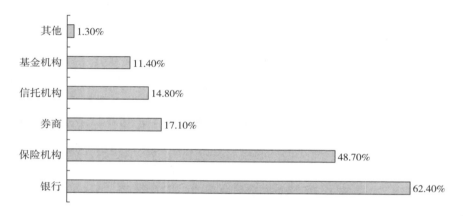

图1　居民可信赖的商业机构占比

（资料来源：财务100研究院）

（四）各种社会资本参与养老金融意愿不强

早在20世纪60年代，许多西方发达国家为应对人口老龄化问题出台了一系列政策措施刺激养老产业发展，鼓励各种社会资本积极参与，形成了一套完善有效的养老金融产业发展体系。其中，各种社会资本积极参与养老服务体系和养老服务基础设施建设是瑞典和日本两国养老金融发展最为成功的原因之一。

我国在2000年前后进入老龄化社会，在对养老问题上重视晚，重视程度也不够。一方面，由于受传统家庭养老观念影响，社会对养老产业产品和服务需求程度不高，导致整个产业趋势发展缓慢；另一方面，由于整个行业老年人群消费能力相对有限、利润薄弱、周期较长，再加上市场中的影响盈利的不确定因素，导致各种资本参与度不高，积极性不强。虽然近些年来国家已经出台了一些刺激政策，但整体来看，落地的实际效果不太显著。

（五）养老金融对养老服务基础设施建设支持力度不够，管理水平不高

主要表现如下：养老机构整体面积较小、活动空间不大、床位难以满足有效需求、养老设施简陋且功能单一；城乡业务发展不均衡；养老金融主要依靠政府财政；养老基金主要投资于国债和银行储蓄，不能实现资金风险的合理分摊，难以实现保值增值。

（六）养老金融产品和服务消费方面的问题

问题主要如下：针对老年人的金融产品和服务相对缺乏，创新力度不大；养老机构准入门槛标准不够明确，管理机制、市场运营和风险监控不够规范；老年人的承贷主体责任往往不被金融机构认可；针对老年人的金融知识教育和培训极度匮乏；老年人在权益保护方面的投诉处理机制不完善；对老年人在金融产品和服务消费方面的宣传力度不够；金融机构对老年人的专业服务水平低。

三、发展养老金融的国际经验借鉴

发达国家由于很早就进入了老龄化阶段，能充分认识到金融在发展养老事业中的重要作用。发达国家通过将构建的相对完善的养老金体系与资本市场有机结合，有效实现了养老金的保值增值问题，同时，针对不同层次群体的多元化的金融服务产品充分地满足了市场的需求，为我们后发的老龄化社会能提供有益的借鉴。

（一）养老金的管理规范、科学，体系完善，能保值增值

养老金的可持续性标志着养老金体系的完善程度。养老金可持续性指数成为衡量一个国家养老金机构是否合理、养老金多支柱体系能否持续发展的一个重要指标。发达国家大多采用"国家 + 企业 + 个人"的养老金三支柱模式，就是养老金由国家、企业和个人合理分担。在美国的养老金体系中，政府分担30% ~ 40%，企业和个人则分担40% ~ 50%。此外，良好的资产运营管理为养老金运行提供保障，是实现养老金资产保值增值的重要手段。通过投资于股票、风险投资、私募基金等渠道，实现养老金的高效增值。

（二）坚持市场需求导向，养老服务金融产品丰富多样，有效满足各种需求

养老服务金融的重要目标就是通过为老年人口提供金融服务，满足其对于金融产品的需求，使其过上体面的、有尊严的生活。发达国家经过几十年老龄化社会的发展，根据本国老年人群实际情况，大都开发出了多样化的金融产品

以满足老年人群需求，形成了较为完善的养老金融产品和服务体系。在这些养老金融产品和服务体系中，尤以日本开发出的与年金相关的门类齐全的各种金融服务和美国开发出的以需求为导向的共同基金为代表。

（三）社会资本具有通畅的融资渠道，养老产业发展迅猛

由于发达国家完善的养老体系能吸引各种社会资本通过间接或直接的渠道进入养老产业，为养老产业的发展提供有效的资金支持。充足的资金支持保障了各项养老产品和服务的开发力度，从而能够建立适应不同人群需求的多元化的金融养老产品，在整体上推动了养老产业的快速发展。除了常规的信贷产品、IPO、债券投融资外，还有信托、基金、房地产投资信托基金（REITs）、私募等都得到了迅速发展。

四、中国发展养老金融的对策

（一）完善养老金融顶层制度设计，逐步完善国家养老政策

我国的养老保障制度旨在为老年人口提供全面的、可行的基本生活保障，是实现"人人老有所养"目标的必经之路。但是制度建设方面的不完善，制约了这种目标的实现。因此，一方面，完善我国的养老金融制度设计，落实、细化具体的内容，使养老金融发展更具有可操作性，重构我国的养老金体系，完善第一支柱基本养老金、大力发展第二支柱及相关补充性养老金收入、鼓励第三支柱个人税延型养老金发展，为老年人口提供多渠道的财产性收入；另一方面，通过合理引导养老金资产投资，实现与资本市场中证券、保险、基金等不同金融形态的有机结合，达到养老金融资产的保值增值，更好发展养老金融。

（二）创新养老服务金融，丰富产品，增加收入，满足需求

传统观念的存在及服务产品创新的不足导致我国大多数国民将银行储蓄作为财富管理的主要方式。国际经验告诉我们，增加老年人财产性收入的重要渠道就是要不断创新养老金融。因而，一方面，通过充分挖掘不同群体的养老金融潜在需求，强化产品创新，提高产品的创新性、针对性和多样性，丰富产品种类，满足多元化的金融需求；另一方面，转变传统理财观念，充分认识多种理财产品，接受除了传统储蓄理财渠道之外的证券、保险、基金和信托等理财渠道以增加收入。

（三）加强政策和财政扶持力度，创造良好的养老生态环境

随着生活水平的提高，人们对养生日益关注，健康养老、幸福养老应运而

生，成为人们追求的养老方式。特别是对于一些开发周期长、前期资金投入大、利润回收慢的"养生"企业，单靠自有资金难以维持后续发展，这就需要社会各方面的支持。一方面，国家或当地政府对于一些资质好、能够创造良好社会效益和经济效益的企业要给予政策上的充分优惠支持，帮助其渡过难关，实现可持续发展，提高养老金融产业建设的吸引力。另一方面，通过政策优惠，鼓励金融机构或社会资本、多元化的投资主体参与到养老金融产业发展中来，拓宽养老产业的融资渠道，促进养老产业的快速发展，创造良好的养老金融生态环境。

参考文献

[1] 中华人民共和国民政部．社会服务发展统计公报［Z］．2015.

[2] 全国老龄工作委员会办公室．中国人口老龄化发展趋势预测研究报告，2006.

[3] 国务院．关于加快发展养老服务业的若干意见，2013.

[4] 中国养老金融50人论坛．养老金融蓝皮书：中国养老金融发展报告，2017.

从债务融资能力
看广东规模以上医疗企业的发展

郑铭荣①

一、问题提出

近年来，广东不断深化改革发展，各方面取得显著成效。截至目前，广东共有 562 家上市公司，占全国总数的 16.24%；共有 1895 家"新三板"挂牌企业，占全国总数的 16.35%。无论从体量还是创造的经济效益上讲，广东省均处于全国的前列。然而，与广东省经济规模和质量效益不匹配的是，广东省医疗行业的发展却相对滞后。一是广东省规模以上医疗行业企业数量远远少于省内规模以上企业总量。截至目前，广东省仅有 129 家规模以上②医疗行业企业，其中，上市公司 37 家，"新三板"挂牌企业 92 家，分别占广东省规模以上企业的 1.49% 和 3.72%。二是医疗行业的发展远滞后于制造业等行业。以制造业规模以上企业的数量为例，截至目前，广东省共有 370 家制造业上市公司和 1035 家"新三板"挂牌企业，分别是医疗行业企业家数的 10 倍和 11.25 倍，广东省医疗行业的发展是远滞后于制造业等行业的。三是医疗行业的发展远滞后于 GDP 的发展。从有关数据看③，2015 年、2014 年广东省 GDP 分别为 7.28 万亿元、6.78 万亿元，较上一年增长 7.38%、8.54%，然而，以广东省医疗机构数量和医疗行业从业人员数量为例，2015 年、2014 年广东医疗机构数量较上一年分别增长 6.34%、4.38%，而医疗行业从业人员较上一年分别增长 5.66%、4.52%，

---

① 郑铭荣，经济学硕士，就职于中国证券监督管理委员会广东监管局信息调研处。本文选自第 22 期珠江金融论坛——金融支持健康产业发展论坛的应征论文。

② 本文的规模以上企业指上市公司和"新三板"挂牌企业。

③ 有关数据来源于《广东统计年鉴》，2016。

均是远滞后于广东省 GDP 的增长的。

人口老龄化的不断深化势必对社会的健康问题产生更大的压力，这对医疗行业的发展提出了更高的要求。然而，作为一个关乎国计民生的行业，广东省医疗行业企业的发展规模相对较小。因此，本文试图从企业的债务融资能力角度出发，选取广东省上市公司和"新三板"挂牌企业作为规模以上医疗企业的代表，通过实证分析来研究广东省医疗企业较非医疗企业而言发展过程中遇到的阻力和难题，以便对医疗行业的发展提供有利建议。

二、数据来源和描述性统计

为了较为全面地分析医疗企业融资的影响因素问题，本文不仅将发展较为成熟的医疗上市公司作为分析对象，还选取了"新三板"挂牌企业作为非上市公司的样本代表进行综合分析。本文的企业相关数据来自 Wind 数据库，以 2016 年底为时间节点，在排除掉无效数据后，合计选取了广东省 1480 家样本企业的数据。其中，有 37 家医疗上市公司，而"新三板"挂牌的医疗企业有 92 家。相关数据的描述性统计如表 1 所示。

表 1　　　　　　　　　　**样本数据的描述性统计**

变量	样本量	均值	标准差	最小值	最大值
是否为医疗企业	1480	0.060	0.238	0	1
资产负债率（%）	1480	40.34	19.40	1.888	113.1
流动负债（亿元）	1480	20.10	180.4	0.001	5800
总资产（亿元）	1480	43.80	291.1	0.020	8307
存货（亿元）	1480	11.46	152.3	0	4674
流动比率	1480	2.849	3.005	0.203	36.25
营业总收入增长率	1480	3.116	16.98	-0.932	314.69
总资产周转率	1480	0.955	0.653	0.006	6.219
固定资产（亿元）	1480	6.532	46.55	0.0004	1464
营业总成本（亿元）	1480	21.29	107.0	0.048	2065
销售费用（亿元）	1480	1.416	8.502	0	176.8
管理费用（亿元）	1480	1.325	5.170	0.016	96.21
财务费用（亿元）	1480	0.220	2.356	-48.46	58.36
利润总额（亿元）	1480	2.337	15.74	-8.118	392.5

三、理论模型

本文研究的是医疗企业融资方面的影响因素，为此关键的是，一方面研究哪些因素会对企业融资产生影响，另一方面研究这些影响因素对医疗企业和非医疗企业会有怎样的差异，本文的模型正是沿着以上思路构建的。

本文的分析模型是基于横截面分析的线性回归方程。关于企业自身发展能力指标，国内外已有不少学者展开研究并获得较多成果，而本文选取了企业自身的规模、短期偿债能力、成长能力、营运能力、债务抵押能力和盈利能力等用于衡量企业综合实力的衡量指标作为本文研究的疑似企业融资影响因素。企业的债务融资总能力和短期债务融资能力分别作为被解释变量展开分析，以此来研究企业规模等因素对企业融资的影响。

企业规模是以企业总资产的对数作为指标。企业规模越大，越可能获得债权人的信任，越容易得到债务融资和获得更大额度的贷款。短期偿债能力以企业流动比率作为指标。一般来讲，流动比率越高，表示企业资产变现能力越强，企业的短期偿债能力就越强。成长能力以 3 年营业总收入增长率作为度量依据。成长能力对企业债务融资的影响可能具有不确定性。一般来讲，处于成长期的企业选择债务融资的成本会比较高，从而企业会偏向选择股权融资，但从另一个角度讲，有较大成长空间的企业又更容易获得债权人的投资。营运能力以总资产周转率作为指标。一般来讲，指标越大，说明企业的运营管理状况越好，可能越容易获得外部的融资。债务抵押能力以企业固定资产及存货的和与总资产的比值作为度量依据。通常情况下，固定资产和存货比例较高的企业有着较为丰富的抵押物，因而可能较为容易地获得债务融资。盈利能力以成本费用利润率作为指标。该指标用利润总额和成本费用的比率表示，其中成本指营运总成本，费用指销售费用、管理费用和财务费用。

债务融资总能力和短期债务融资能力分别用企业的资产负债率和流动负债的对数来表示，作为本文模型的被解释变量。本文利用模型研究企业的规模、成长能力和营运能力等解释变量是否对上述被解释变量产生影响，并分析医疗企业和非医疗企业之间存在怎样的差异。

$$y_1 = \alpha_0 + \alpha_1 x_1 + \alpha_2 x_2 + \alpha_3 x_3 + \alpha_4 x_4 + \alpha_5 x_5 + \alpha_6 x_6$$

$$+ \beta_0 D + \beta_1 D x_1 + \beta_2 D x_2 + \beta_3 D x_3 + \beta_4 D x_4 + \beta_5 D x_5 + \beta_6 D x_6$$

$$y_2 = \chi_0 + \chi_1 x_1 + \chi_2 x_2 + \chi_3 x_3 + \chi_4 x_4 + \chi_5 x_5 + \chi_6 x_6 + \delta_0 D$$
$$+ \delta_1 D x_1 + \delta_2 D x_2 + \delta_3 D x_3 + \delta_4 D x_4 + \delta_5 D x_5 + \delta_6 D x_6$$

本文相关的模型变量如表 2 所示。

表 2　　　　　　　　　　模型变量解释

变量	符号	度量指标	计算公式
债务融资总能力	y_1	资产负债率	总负债/总资产
短期债务融资能力	y_2	流动负债的对数	ln（流动负债）
是否为医疗企业	D	虚拟变量	若是医疗企业取 1；反之为 0
企业规模	x_1	总资产的对数	ln（总资产）
短期偿债能力	x_2	流动速率	流动资产/流动负债
成长能力	x_3	营业总收入平均增长率	3 年营业总收入增长率的平均值
营运能力	x_4	总资产周转率	营业收入/平均总资产
债务抵押能力	x_5	固定资产与存货总和与总资产的比值	（固定资产 + 存货）/总资产
盈利能力	x_6	成本费用利润率	利润总额/（营业总成本 + 销售费用 + 管理费用 + 财务费用）

四、分析结论

本文基于 1480 个微观个体数据展开研究，从两个回归结果的 R^2 值来看，模型的拟合效果是良好的，有利于从实证分析结果进行分析。但无论从债务融资总能力还是从短期债务融资能力角度看，医疗企业的债务融资能力较非医疗企业而言是处于相对弱势的。具体的实证分析结果如表 3 所示。

一方面，虚拟变量（D）的系数在两个回归结果中均显著为负，说明在控制了模型中涉及的企业规模、短期偿债能力、成长能力等因素后，平均角度上医疗企业在债务融资能力上仍明显弱于非医疗企业，存在着其他影响医疗企业发展的阻力，诸如政策扶持和市场需求等。

另一方面，从模型研究的疑似影响企业债务融资能力的因素来看，一是对于债务融资总能力，企业的营运能力、债务抵押能力、营运能力影响附加和债务抵押能力影响附加对债务融资总能力都显著为正，非医疗企业的营运能力和债务抵押能力越强，越容易获得投资人的长期债务融资，这说明营运能力和债务抵押能力强的企业更容易获得债权人的信任，在长期债务融资上较相应能力弱的企业更有利。然而，对于医疗企业而言，从营运能力影响附加和债务抵押能力影响附加显著为负可以看出，营运能力和债务抵押能力对长期债务融资的帮助是减弱的，医疗企业较非医疗企业而言，同等营运能力和债务抵押能力下，更难获得债权人的长期债务融资，这可能反映了当下市场对医疗行业的发展不太看好。二是对于短期债务融资能力，企业的债务抵押能力和债务抵押能力影响附加对短期债务融资能力都显著为正，非医疗企业的债务抵押能力越强，越容易获得短期的债务融资，和长期债务融资的获取一样，应是和债务抵押能力强的企业更容易获取债权人信任有关，也和获得抵押贷款的额度和成本有联系。然而，类似的是，对于医疗企业而言，债务抵押能力影响附加对短期债务融资能力的影响也显著为负，即债务抵押能力对医疗企业的短期债务融资能力的帮助是减弱的，医疗企业更难获得债权人的短期债务融资，同样反映了当下投资人对医疗行业发展不看好的预期。

通过上述分析可知，总体上医疗企业在长期债务融资和短期债务融资方面，均需要付出更高的成本，需要具备更强的企业资质和能力才能获得同等程度的融资水平。值得庆幸的是，从表3的实证分析结果可以看出，企业的规模、营运能力和债务抵押能力对企业的债务融资，无论是短期还是长期均是有利的，这对医疗企业也是如此。因此，医疗企业自身努力做大做强、提高自身规模、发展自身能力，对企业自身的可持续发展均是有利的。

此外，从表3了解到，在其他条件不变的情况下，企业的短期偿债能力和盈利能力对债务融资能力的影响均为负，这可能与高流动比率和盈利能力的企业对资金相对较低有关。而企业成长能力对融资能力的影响不显著。

表3 实证分析结果

变量	债务融资总能力	短期债务融资能力
	资产负债率	流动负债的对数
是否为医疗企业：D	-4.392^{***} (1.502)	-0.191^{***} (0.036)
企业规模：x_1	2.215^{***} (0.481)	1.031^{***} (0.012)
短期偿债能力：x_2	-3.227^{***} (0.420)	-0.155^{***} (0.012)
成长能力：x_3	-0.00369 (0.026)	-0.000384 (0.000722)

续表

变量	债务融资总能力	短期债务融资能力
	资产负债率	流动负债的对数
营运能力：x_4	6.593 ***	0.190 ***
	(0.852)	(0.022)
债务抵押能力：x_5	12.84 ***	0.139 *
	(2.988)	(0.079)
盈利能力：x_6	−30.73 ***	−0.509 ***
	(3.943)	(0.100)
企业规模影响附加（属医疗）：Dx_1	0.974	−0.023
	(0.594)	(0.015)
短期偿债能力影响附加（属医疗）：Dx_2	0.412	0.0109
	(0.616)	(0.019)
成长能力影响附加（属医疗）：Dx_3	0.211 ***	0.003 ***
	(0.042)	(0.001)
营运能力影响附加（属医疗）：Dx_4	−5.551 ***	0.008
	(1.474)	(0.037)
债务抵押能力影响附加（属医疗）：Dx_5	−14.31 ***	−0.291 **
	(4.407)	(0.129)
盈利能力影响附加（属医疗）：Dx_6	7.842	0.0473
	(8.216)	(0.225)
常数项	40.12 ***	−0.921 ***
	(1.944)	(0.054)
观测值	1480	1480
R^2 值	0.452	0.971

注：*** 表示 $p < 0.01$，** 表示 $p < 0.05$，* 表示 $p < 0.1$；括号内是标准误差。

五、相关建议

本文通过分析发现，相对于非医疗企业而言，医疗企业的发展条件是相对弱势的，发展过程中遇到较多阻力，需要付出比同规模非医疗企业更多的成本和努力才可以获得同样的债务融资水准。对此，针对医疗企业的发展有如下的相关建议：

一是利用多层次资本市场拓宽融资途径。在债务融资阻力相对较大的当下，医疗企业可积极跟上国家大力建设多层次资本市场的趋势，不断扩大自身的融资途径，比如可通过"新三板"和区域性股权市场开展直接融资，有条件的医疗企业可争取在境内主板、中小板或者创业板上市融资，也可以积极寻求海外市场上市机会。

二是利用增发配股和并购重组等途径做大做强。从上述分析可以看出，虽然医疗企业较非医疗企业要付出更高的成本才能得到债务融资，但综合来看只要自身的规模和能力足够强大，还是可以得到融资的。因此医疗企业可通过增发配股和并购重组等方式提高自身的行业优势，促进自身转型升级，提高整体实力。

三是政府有关部门可积极引导医疗企业的发展。从上述分析可以看出，在控制了企业自身诸如规模、营运能力等方面因素后，医疗企业在短期和长期债务融资上较非医疗企业都是弱势的，而且影响也是较大的，这可能与政策引导和资金扶持等政策环境有关。因此，政府有关部门可通过出台相关的政策支持来有效缩小医疗企业和非医疗企业之间的融资成本。

参考文献

［1］陈晓红，王傅强．基于 SEM 的我国中小企业外部环境评价体系研究［J］．商业经济与管理，2008（10）：42－47.

［2］黄琼．企业融资与项目融资的融资效率比较研究［J］．昆明理工大学学报，2014（2）：108－112.

［3］洪锡熙，沈益峰．我国上市公司资本结构影响因素的实证分析［J］．厦门大学学报，2000（3）：19－23.

［4］曾冉，王倩．小微企业融资只是个政策问题吗［J］．生产力研究，2013（8）：167－170.

［5］郑冰．中小企业融资难的实证分析——以中小板、新三板企业为例［D］．厦门：厦门大学，2014.

［6］Berger A N，Udell G F. The Economics of Small Business Finance：The Role of Private Equity and Debt Market in the Financial Growth Cycle［J］. Journal of Banking and Finance，1998：1－69.

［7］Chilton K W. What Should Government Do for Small Business［J］. Journal of Small Business' Management，1984：1－3.

住房反向抵押养老保险的
社会障碍分析及对策研究

陈　瀚[①]

一、住房反向抵押养老保险的概念界定

在此文中，住房反向抵押养老保险是指老人通过对名下房屋向金融机构抵押，而金融机构通过对房屋价值的综合评估，以月或年为时间单位持续给予或一次性给予现金作为老人的养老保险收入，直到老人去世为止，而在这期间，老人依然能继续居住在房屋里。而在老人去世后，房屋的所有权归其抵押的金融机构所有。

二、住房反向抵押养老保险的趋势分析

（一）人口老龄化加剧

众所周知，我国人口基数大，随着我国社会的迅速发展变革，社会科技水平和医疗水平迅速发展，医疗卫生体系逐步完善，人均寿命延长、死亡率下降，人口老龄化日趋严重，老龄化指数持续攀升，针对老年人的养老保险而提出对策刻不容缓。

（二）计划生育政策导致家庭养老结构变化

实行计划生育政策以来，我国家庭结构发生极大的变化，家庭人口数下降，独生子女家庭逐渐成为多数，而此导致的家庭结构的变化，使独生家庭子女赡养负担加重，一个独生子女往往要承担家庭里 2~6 个老年人的养老支出，在此

① 陈瀚，就职于中国工商银行广东自由贸易区南沙分行。本文选自第 22 期珠江金融论坛——金融支持健康产业发展论坛的应征论文。

情况下，中国传统的家庭养老结构难以为继，只能被迫逐渐瓦解。

（三）我国社保养老体系的不足

首先，我国社会养老保险基金存在巨大缺口，且有持续扩大的趋势。为了维持我国养老体系，养老支出逐年增加，财政压力上升，而我国社保养老的个人账户缺口因此逐年快速扩大。这也是我国社会养老体系不足的最重要体现。

其次，我国的企业年金发展十分滞后。我国大部分私企以保证利润为目的，并没有设立企业年金，而只有少部分私企和正规国企设立企业年金，这就导致企业年金的覆盖面窄、保障水平低，无法与社会养老保险接轨以保证养老需求。

三、住房反向抵押养老保险的社会障碍分析

（一）物权法律障碍

由于我国是土地公有制制度，个人及单位只拥有土地的使用权，并不拥有所有权，因而在 70 年土地使用权的情况下，接受抵押的机构在老人去世后所得到的土地使用权可能仅有 10 年或 20 年，甚至如果在使用权到期时取得后，由于续期土地使用金的存在，是否能顺利拿到土地使用权续期仍然是不确定的，这就为接受抵押的机构和老年人带来了巨大的不确定性风险。

此外，房屋产权问题也是一个重大的阻碍。在现今住房反向抵押的制度下，只有独立产权房屋能够作为抵押，但市场上还存在小产权房和经济适用房等房屋，这类房屋要么没有独立产权，要么由于国家保障政策的原因处于一个无法明晰产权的位置，而这些都确确实实地阻碍了市场需求的发展。

（二）社会传统文化观念的制约

在我国传统的社会文化观念中，自有住房的实现是一个不可或缺的重要部分，无论是老年人还是中年甚至青少年，对于自有房产都有一种根深蒂固的偏好，这完全不同于西方社会的人生文化观念，这种从古至今绵延下来的传统观念毫无疑问限制了市场需求的进一步发展，许多中老年人无法接受住房反向抵押的冲击，宁愿拮据度日也不愿抵押住房，这对市场的发展有一种延后的作用。

（三）金融市场的不完善

住房反向抵押养老保险归根结底是一种金融产品，需要成熟的金融市场给予充分的金融技术支持，以及相关金融产品得到充分的开发。但我国如今的金融体系并不完善，无论是监管还是相关金融产品的配套都不到位，而住房反向抵押养老保险涉及时间长、资金需求大，受到多方面因素的影响，其对金融机

构和老年人的风险也是极大的，因此如今金融环境并不利于这一市场的发展。

（四）房产市场的不稳定

住房反向抵押必定会涉及房产市场，而如今我国的房产市场并不稳定，房价增长迅速，区域性差距过大，甚至形成泡沫，而各线城市波动幅度较大，经济区域发展不均衡，金融机构以及更专业的房地产评估机构也很难对房屋价值在今后的数十年的变化进行准确的预测和评估，其面临的风险足以让许多金融机构望而却步，因而也不利于这一市场的发展。

四、完善我国住房反向抵押养老保险市场的对策建议

（一）完善我国的产权制度

1. 完善土地产权制度。完善土地产权续期制度，从法律法规和制度上，进一步明确土地使用权到期的明确续期方法和金额计算方法，对住房反向抵押的续期方法进行界定，从根本上为住房反向抵押养老保险市场提供保障，降低金融机构和老年人所受到的不确定的风险，促进市场发展，使其成为我国养老保险体系的重要辅助组成部分。

2. 完善房产产权制度。对于小产权房和经济适用房等房屋，政府应制定相应的具体流转制度，让这些房屋能够进入住房反向抵押养老保险市场，以扩大市场的范围并促进其发展。对于这类房屋，政府机构应该设立一套评估标准和流转制度，同时也要限制其在自由市场上的买卖，保持其保障性目的的特殊性，也扩大其继续利用的范围和时间。

（二）完善金融市场和房地产市场的环境

政府必须对金融市场加以整顿并进行更加完善的监管，落实好相关改革的法律法规，加大力度促进对现今我国金融市场的发展完善，为金融市场上的各类合法交易提供更加健全的法规保护和良好投资环境。

在金融市场上的住房反向抵押养老保险方面，通过各类企业机构的合作以及政府与机构企业的合作，政府、银行业、保险业等相互合作扶持，发挥自身的优势特长。银行业发挥资金和产品优势，保险业发挥精算和预测评估优势，政府完善各类法规及优惠政策，大力促进其发展。

而在房地产市场方面，政府应该加大整顿力度，加强监管，平稳房地产市场的过大波动，增强持续发展能力，抑制过热投资，减少泡沫，在房地产开发和投资销售方面均应完善相关具体监管控制法规，为住房反向抵押养老保险市

场创造一个良好的环境。

（三）加大住房反向抵押养老保险产品的宣传推广，促使观念变革

对于住房反向抵押养老保险的相关产品，政府和市场机构应该加大其推广力度，尽可能陈述其优势以及发展趋势；要加快社会传统观念的变革，让人们意识到房屋的作用而不是其象征性的意义；同时加快养老模式的变革，大力提倡新型养老模式，使传统的家庭养老模式尽快转变。

（四）加强住房反向抵押养老保险的相关制度法规建设

首先，要对住房反向抵押养老保险的抵押机构和贷款机构进行严格的监管，逐步建立完善的监管体系和运行法规，对于这些机构的核准要建立健全准入机制和评价体系，对于抵押的程序也应设立统一的标准，确保贷款能够顺利并持续发放给老年人，降低双方的风险，保障双方的合法权益。

其次，要逐步完善房地产评估机构，健全评估机制，以保证住房反向抵押贷款的顺利进行。房地产评估的专业性极强，其评估涉及的因素也十分复杂，只有这方面的机制和环境迅速发展，才能降低房产价值变动带来的各种风险，保障住房反向抵押养老保险市场的持续健康发展。

（五）政府的优惠政策扶持

政府应该为住房反向抵押养老保险市场制定相关的优惠政策，对其发展进行一定的扶持，可以建立专业的顾问咨询机构或者入资相关住房反向抵押机构企业，增强人们对于市场的信心，同时也能降低潜在的风险。

政府可考虑建立一套住房反向抵押养老保险机制，通过收回一定规模的抵押到期房屋，改建成为经济适用房，以保障低收入群众的住房问题，同时形成良性循环，促进市场和产业的发展。

五、结语

我国如今的老龄化问题日益严重，老年人的养老需求无法得到满足，这样的状况如果不能得到改善，长久下去一定会极大影响到社会的稳定发展。所以，本文认为必须从一个新的发展角度看待这个问题，大力发展住房反向抵押养老保险市场是必要的也是可行的方法之一，通过对住房的抵押，预支房款养老，节约社会资源，同时房屋也能在到期后继续进入市场自由流转，促进资源的优化分配。

参考文献

［1］国家统计局．中国统计年鉴［M］．北京：中国统计出版社，2015—2016.

［2］刘国霞．"以房养老"中住房反向抵押贷款模式风险研究［J］．商业经济，2014（8）：16－17.

［3］李思蕾．中国住房反向抵押贷款发展研究［D］．南宁：广西大学，2016.

［4］付帅光．基于人口老龄化的中国城镇养老模式探究［D］．天津：天津大学，2011.

［5］张婷．住房反向抵押养老保险需求的实证分析［D］．北京：首都经济贸易大学硕士毕业论文，2015.

［6］王小平．反向抵押养老保险的现状和发展趋势［J］．经济研究参考，2016（60）：36.

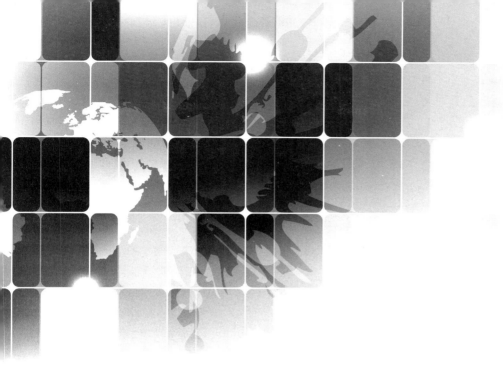

新闻报道
XINWEN BAODAO

珠江金融论坛聚焦金融
与健康产业融合发展

南方日报（记者：江珊）①

　　10 月 20 日，主题为"金融支持健康产业发展"的第 22 期珠江金融论坛在广州黄埔举行。记者从现场获悉，投资 20 亿元、总建筑面积 12 万平方米的"泰康之家·粤园"国际养老社区已在广州正式投入运营，此外，广州正积极与中国人寿、中国人保、中国平安、新华人寿等龙头企业对接，推动大型保险产业项目在穗落地。

　　据主办方广州金融业协会介绍，来自省市区有关部门、广州金融业协会及相关行业协会、泰康之家投资有限公司、相关金融机构、广州地区高校、媒体的近 150 名代表参加了本期论坛。

　　"广州已经成为我国健康养老产业发展的高地和热土。"广州市政府副秘书长杜德清在致辞时介绍。今年 1 月，"泰康之家·粤园"国际养老社区正式投入运营，可为 1300 户、约 1900 位长者提供居住、餐饮、文化娱乐、健身康体、医疗护照等服务，此外，广州还积极与中国人寿、中国人保、中国平安、新华人寿等企业对接，推动大型保险产业项目落地广州。

　　据悉，"泰康之家·粤园"项目大约在 3 年前动工，今年初正式开业，目前入住起步态势良好，预计入住率达到 80% ～90% 将进入盈利周期。泰康之家投资有限公司副总裁刘淑琴坦言，医疗养老产业项目，与房地产和其他产业最大的区别是投资规模大、回收周期长："项目开发的 8 年内，怎么去跨越这个门槛，我们认为把金融保险和养老医疗结合起来，是一个重要的方式。"

　　针对金融与健康产业的结合发展，广州市金融局局长邱亿通表示，保险资金具有期限长、规模大、成本适中的特点，非常适宜投资健康产业这类投资回

---

　　①　该篇报道发表于《南方日报》2017 年 10 月 24 日，网易新闻、新浪新闻、广州市人民政府网等网络媒体对其进行了转载。内容略有修改。

收期长、资金需求量大、对融资成本控制有较高要求的领域。"保险资金投资健康产业发展不仅能满足保险资金期限匹配、收益匹配、风险匹配等资产负债匹配要求，也能为健康产业提供长期、稳定的融资和再融资来源，最终实现保险业和健康产业的'双赢'。"

"下一步，广州市金融局将一如既往地支持泰康保险集团等金融机构在广州投资发展健康产业，促进金融业和健康产业融合发展再上新台阶。"邱亿通说。

健康领域也成为保险行业的一大新增长点。据中国保险资产管理业协会执行副会长兼秘书长曹德云的现场分享，目前国内保险行业中，已有超过300亿元的资产管理产品涉及医疗健康和养老领域。"此外，健康险专业化的经营也会成为一个主要的趋势。从今年前三季度的数据来看，预计全年我国健康险的保费收入应该超过4000亿元的水平。"

保险巨头重金布局养老产业

南方日报（记者：严慧芳）①

2016 年全国 60 岁以上老龄人口达到 2.2 亿人，预计到 2030 年将达到 3.71 亿人，占总人口比重将从现在的 16.7% 上升到 25.3%，中国养老服务产业面临有效供给不足的挑战。保险与养老向来被认为是"天配"，在近日召开的第 22 期珠江金融论坛上，泰康保险集团副总裁兼泰康之家首席执行官刘挺军透露，泰康在养老方面投资已逾 200 亿元，占保险行业约 50%，未来 5~8 年，泰康还将在全国投资 1000 亿元，发展医疗和养老产业。

一、养老产业进入门槛高

中国的老龄化问题不仅面临老年人在人群中占比增多的问题，还面临生育率下降带来的底部老龄化问题，家庭结构出现小型化的特点。选择何种养老模式更为符合国人需求，成为商业资本探索的方向。

根据"十三五"养老规划，我国 2016 年实际养老床位供给缺口已经达到 243 万张，到 2030 年还将有 804 万张床位的增量。按照单床投资 10 万元保守测算，为填补现有缺口，2016 年养老床位建设的投资资金需求将超过 2000 亿元。

我国各类养老机构 4 万多家，真正具备医疗服务能力的只有约 20%，结构性供给短缺问题突出。

然而，由于中国养老产业发展的特殊性，使其进入门槛较高，许多投资资金望而却步，制约了市场机制下优质养老产品的发展。这种特殊性主要包括两个方面：一是我国的土地成本较高。我国居住类物业的租金回报率只有 1%~2%，总运营回报率平均 3%~4%，对于市场化条件下的投资资金吸引力有限。

---

① 该篇报道发表于《南方日报》第 B02 版健康周刊 2017 年 10 月 25 日，南方网、网易新闻等网络媒体对其进行了转载。内容略有修改。

二是我国缺乏对老年医学、全科医生、护士，特别是养老护理员的职业教育和训练，导致劳动力成本上升的同时产出效率较低，进一步加剧了运营压力。

泰康保险集团副总裁兼泰康之家首席执行官刘挺军介绍，以泰康之家·粤园为例，从拿地到开业，前后花了3年时间，这3年间投资的20多亿元是没有回报的，而且入住率要达到80%～90%才能进入盈利周期。"如此大规模的投资，一般的资本根本做不起。"

二、保险与养老成"天配"

虽然中国养老产业发展面临投资规模大、回收周期长、运营管理难度大、产业利润薄的发展挑战，但在资金运营上，与保险资金却正是"天配""绝配"。刘挺军指出，保险公司拥有大量长期资金，需要寻找有稳定回报的投资出路。养老社区就非常符合保险资金投资的要求：安全、不受经济波动影响、有稳定的现金流；长期稳定的收益特点，恰好可以解决寿险资金的资产负债匹配方面的需求。此外，保险公司有自己强大的销售网络和客户资源优势，所以相比一般的养老机构更容易吸引到中高端的客户。

中国保险资产管理业协会执行副会长兼秘书长曹德云透露，据协会统计，目前包括泰康、国寿、太保、平安、太平等8所保险公司投资的养老社区项目，实际的投资额度将近300亿元，全部建成后，可以提供33万张的床位。

以泰康为例，自2009年保监会批准成为第一个用保险资金投资医疗养老的试点，到2017年，泰康已完成在北京、上海、广州、三亚、苏州、成都、武汉和杭州8个城市的布局，深度辐射华北、华中、华南、长三角、珠三角、西南等全国核心经济区域，累计拥有130万平方米、13000户的总体规模。"先走一步"的泰康，结合中国长者养老的特点开创了医养融合的新模式。截至目前，泰康已与国内外多家顶级医院形成战略合作，在养老社区形成"三级医院临床诊疗＋社区配建康复医院＋CCRC持续关爱社区"的三层次医养服务体系的搭建。

截至2016年，广州市60岁以上的老年人口是154万人，占户籍人口的17.79%，2020年广州市老年人口将达到185万人。在第22期珠江金融论坛上，广州市政府副秘书长杜德清表示，广州已经成为我国健康养老产业发展的高地和热土，除泰康外，中国人寿、中国人保、中国平安、新华人寿等大型保险产业项目也落地广州。

广州市金融局局长邱亿通认为，2016年广州金融业实现增加值1800亿元，超越房地产，成为全市第五大支柱产业；2017年9月，广州在全球金融中心指数体系中排名第32位，实现排名和评分的双上升。保险资金具有期限长、规模大、成本适中的特点，非常适宜投资健康产业这类投资回收期长、资金需求量大、对融资成本控制有较高要求的领域。保险资金投资健康产业发展，不仅能满足保险资金期限匹配、收益匹配、风险匹配等资产负债匹配要求，也能为健康产业提供长期、稳定的融资和再融资来源，最终实现保险业和健康产业的"双赢"。

第 22 期珠江金融论坛在广州黄埔举行

中国发展网（记者：皮泽红）[①]

10 月 20 日上午，第 22 期珠江金融论坛在广州黄埔举行，本期论坛的主题为"金融支持健康产业发展"。论坛由广州金融业协会承办。

广州市政府杜德清副秘书长在致辞中指出，近年来，广州市深入贯彻落实新发展理念，大力推进健康养老产业的发展，取得了一系列瞩目的成就，广州已经成为我国健康养老产业发展的高地和热土。

市金融局邱亿通局长在致辞中表示，大力促进金融支持健康产业发展，聚集更多的金融资源发展健康产业，将有效防止金融领域脱实向虚，在全球"资产荒"背景下为各路资金提供期限更长、风险更小、收益更高的优质投资资产，实现各级政府、金融机构、人民群众的"三赢"。

本期论坛邀请了泰康保险集团副总裁兼泰康之家投资有限公司首席执行官刘挺军、中国保险资产管理业协会执行副会长兼秘书长曹德云、清华大学就业与社保研究中心副主任刘广君、中山大学岭南学院教授申曙光围绕论坛主题发表主旨演讲，并与论坛代表共同探讨在我国老龄化加速的背景下，未来金融支持健康产业发展的方向和路径。

据主办方广州金融业协会负责同志介绍，2011 年以来珠江金融论坛已成功举办 21 次，获得广东金融业界和社会媒体的共同关注，品牌效应逐步形成。为丰富论坛的交流成果，广州金融业协会将于论坛现场发布金融支持健康产业发展主题征文通知，面向全国高等院校、科研机构、金融机构和金融监管机构公开征文。

据悉，本期论坛的举办地点泰康之家·粤园，是泰康保险集团继北京燕园、上海申园之后，在广州斥资 20 亿元投资建设的大型医养社区，总建筑面积达 12 万平方米，全部建成后可容纳约 1300 户养老单元，并配套建设了泰康粤园医院，为居民提供医疗和健康服务。

---

① 　该篇报道发表于中国发展网 2017 年 10 月 23 日，沸点新闻等网络媒体对其进行了转载。内容略有修改。

行业大咖聚粤园开讲金融

香港商报网（记者：李苑立）①

10 月 20 日，第 22 期珠江金融论坛在广州泰康之家·粤园举行，该期论坛的主题为"金融支持健康产业发展"。

广州市政府副秘书长杜德清、市金融局局长邱亿通、泰康之家投资有限公司副总裁刘淑琴出席论坛并致辞。另有省市区有关部门及企事业单位共约 150 人参加了论坛。论坛由广州金融业协会秘书长陈双莲主持。

杜德清指出，近年来，广州市深入贯彻落实新发展理念，大力推进健康养老产业的发展，取得了一系列瞩目的成就，广州已经成为我国健康养老产业发展的高地和热土。

邱亿通表示，大力促进金融支持健康产业发展，聚集更多的金融资源发展健康产业，将有效防止金融领域脱实向虚，在全球"资产荒"背景下为各路资金提供期限更长、风险更小、收益更高的优质投资资产，实现各级政府、金融机构、人民群众的"三赢"。

据刘淑琴介绍，泰康之家·粤园是泰康保险集团继北京燕园、上海申园之后，在广州斥资 20 亿元投资建设的大型医养小区，总建筑面积达 12 万平方米，全部建成后可容纳约 1300 户养老单元，并配套建设了泰康粤园医院，能提供综合性健康养老服务。

本期论坛还邀请了泰康保险集团副总裁兼泰康之家投资有限公司首席执行官刘挺军、中国保险资产管理业协会执行副会长兼秘书长曹德云、清华大学就业与社保研究中心副主任刘广君、中山大学岭南学院申曙光教授围绕论坛主题发表了主旨演讲，共同探讨在中国老龄化加速的背景下，未来金融支持健康产业发展的方向和路径。

① 该篇报道发表于香港商报网 2017 年 10 月 22 日。内容略有修改。

　　另悉，2011 年以来珠江金融论坛已成功举办 21 次，品牌效应逐步形成。为丰富交流成果，广州金融业协会还面向高校、科研院所、金融机构等就金融支持健康产业发展主题征集论文。

珠江金融论坛广州举行
聚焦健康养老产业发展

中国新闻网（记者：唐贵江）①

10 月 20 日上午，第 22 期珠江金融论坛在广州黄埔举行，本期论坛的主题为"金融支持健康产业发展"，广州市政府副秘书长杜德清致辞时表示，近年来，广州市深入贯彻落实新发展理念，大力推进健康养老产业的发展，取得了一系列瞩目的成就，广州已经成为我国健康养老产业发展的高地和热土。

广州市金融局邱亿通局长表示，大力促进金融支持健康产业发展，聚集更多的金融资源发展健康产业，将有效防止金融领域脱实向虚，在全球"资产荒"背景下为各路资金提供期限更长、风险更小、收益更高的优质投资资产，实现各级政府、金融机构、人民群众的"三赢"。

本期论坛邀请了泰康保险集团副总裁兼泰康之家投资有限公司首席执行官刘挺军、中国保险资产管理业协会执行副会长兼秘书长曹德云、清华大学就业与社保研究中心副主任刘广君、中山大学岭南学院教授申曙光围绕论坛主题发表了主旨演讲，并与论坛代表共同探讨在我国老龄化加速的背景下，未来金融支持健康产业发展的方向和路径。

据主办方广州金融业协会负责同志介绍，2011 年以来珠江金融论坛已成功举办 21 次，获得广东金融业界和社会媒体的共同关注，品牌效应逐步形成。为丰富论坛的交流成果，广州金融业协会将于论坛现场发布金融支持健康产业发展主题征文通知，面向全国高等院校、科研机构、金融机构和金融监管机构公开征文。

---

① 该篇报道发表于中国新闻网 2017 年 10 月 20 日，网易新闻、搜狐财经、金融界、和讯网、凤凰资讯等网络媒体对其进行了转载。内容略有修改。

　　据悉，本期论坛的举办地点泰康之家·粤园，是泰康保险集团继北京燕园、上海申园之后，在广州斥资 20 亿元投资建设的大型医养社区，总建筑面积达 12 万平方米，全部建成后可容纳约 1300 户养老单元，并配套建设了泰康粤园医院，为居民提供医疗和健康服务。

广州举行珠江金融论坛
加速推进健康养老产业发展

央广网（记者：何伟奇）①

　　10 月 20 日，主题为"金融支持健康产业发展"的珠江金融论坛在广州黄埔举行。

　　广州市政府副秘书长杜德清、市金融局局长邱亿通出席论坛并致辞。杜德清表示，近年来，广州市大力推进健康养老产业的发展，取得了一系列瞩目的成就。由泰康保险集团投资 20 亿元打造、总建筑面积 12 万平方米的泰康之家·粤园国际养老社区于今年 1 月正式投入运营，可为 1300 户，约 1900 位长者提供集居住、餐饮、文化娱乐、健身康体、医疗护照等为一体的"一站式"、全方位、高标准的服务。此外，中国人寿、中国人保、中国平安、新华人寿等大型保险产业项目也将落地广州，广州已经成为我国健康养老产业发展的高地和热土。

　　广州市金融局邱亿通局长表示，大力促进金融支持健康产业发展，聚集更多的金融资源发展健康产业，将有效防止金融领域脱实向虚，在全球"资产荒"背景下为各路资金提供期限更长、风险更小、收益更高的优质投资资产，实现各级政府、金融机构、人民群众的"三赢"。本次珠江金融论坛的举办也为广州金融业进一步支持健康产业做大做强建言献策，并提供有力的智力支撑。

　　本期论坛还邀请了泰康保险集团副总裁兼泰康之家投资有限公司首席执行官刘挺军、中国保险资产管理业协会执行副会长兼秘书长曹德云、清华大学就业与社保研究中心副主任刘广君、中山大学岭南学院教授申曙光围绕论坛主题发表了主旨演讲，并与论坛代表共同探讨在我国老龄化加速的背景下，未来金融支持健康产业发展的方向和路径。

---

　　①　该篇报道发表于央广网 2017 年 10 月 21 日。内容略有修改。

　　据主办方广州金融业协会负责人介绍，2011 年以来珠江金融论坛已成功举办 21 次，获得广东金融业界和社会媒体的共同关注，品牌效应逐步形成。为丰富论坛的交流成果，广州金融业协会将于论坛现场发布金融支持健康产业发展主题征文通知，面向全国高等院校、科研机构、金融机构和金融监管机构公开征文。

养老需求旺盛但有效供给不足
广州欲加速推进健康养老产业发展

中国青年报（记者：李扬　李倩华）[①]

近日，主题为"金融支持健康产业发展"的第 22 期珠江金融论坛在广州泰康之家·粤园举行。来自省市区有关部门、广州金融业协会及相关行业协会、泰康之家投资有限公司、相关金融机构、广州地区高校等的 150 名代表参加了此期论坛。泰康保险集团副总裁兼泰康之家首席执行官刘挺军出席活动并表示，目前国内养老市场需求旺盛，但有效供给不足，如何从实际需求出发推动健康养老产业发展已成为当下急需解决的问题之一。

一、供需不对称，矛盾无法及时解决

民政部公布的《2016 年社会服务发展统计公报》显示，截至 2016 年底，我国 60 岁以上人口已达 2.3 亿人，占总人口的 16.7%，其中 65 岁及以上人口约 1.5 亿人，占总人口的 10.8%。根据国务院日前印发的《"十三五"国家老龄事业发展和养老体系建设规划》，预计到 2020 年，全国 60 岁以上人口将增加到 2.55 亿人左右，占总人口比重将提升到 17.8%。

人口老龄化俨然成为我国人口变动的一大突出特点，但养老服务产业却远远跟不上老龄化进程。随着老龄化加速、城镇化持续发展和广大中产阶级的崛起，娱乐、教育、医疗与养老这些核心的现代服务业的基础消费需求成为新的消费主力，年支出合计占 GDP 比值从 2004 年的 10.4% 增长为 2015 年的 12.1%。养老作为关系国计民生与社会稳定的重要产业，以养老金支出为衡量的 GDP 占比仅为 2.37%，远远低于国际水平，其消费潜力还有很大释放空间。

---

① 该篇报道发表于《中国青年报》A06 青家庭版 2017 年 11 月 09 日。内容略有修改。

但是在供给端，中国养老服务产业也同样面临有效供给不足的巨大挑战。

根据"十三五"养老规划，我国 2016 年实际养老床位供给缺口已经达到 243 万张，按照 2030 年 60 岁以上老龄人口占总人口比重 25.3% 的预计，还将有 804 万张床位的增量。按照单床投资 10 万元保守测算，2016 年养老床位建设的投资资金需求将超过 2000 亿元。我国的养老床位供给明显不足，养老产业仍需巨额资金来填补现有缺口。

二、健康养老行业进入门槛高

面对巨大的养老市场需求，我国的养老产业已面临有效供给不足的挑战。然而，中国养老产业发展的特殊性使其进入门槛较高，许多投资资金望而却步，制约了市场机制下优质养老产品的发展。原因之一是中国的土地成本高、资产价格贵。对比美国，通常公寓类资产的投资回报率在 4%~6%，加上 2 个百分点的风险和管理溢价，养老机构的运营回报率合计能达到 6%~8%。但在中国，居住类物业的租金回报率只有 1%~2%，总运营回报率平均 3%~4%，对于市场化条件下的投资资金吸引力有限。

泰康保险集团副总裁兼泰康之家首席执行官刘挺军表示，广州的市场结构以生产制造业为主，因此广州在健康养老服务产业的市场供给侧活跃度没有北京、上海那么高。"养老跟实业还是有区别的，养老的投资周期长，相对薄利。"刘挺军以泰康之家·粤园为例，从拿地到开业，前后花了 3 年时间，这 3 年间投资的 20 多亿元是没有回报的，而且入住率要达到 80%~90% 才能进入盈利周期。"目前我们做养老的钱还是来自集团，因为这是我们一个长远的战略。但广州在健康养老产业需求方面还是很旺盛的，尤其是一些刚需的产品，速度上来还是很快的。"

三、养老产业供给侧结构性改革刻不容缓

养老服务产业市场需求仍在不断扩大，而市场上仍有大量养老机构处于亏损状态。中国老龄科学研究中心 2015 年发布的《中国养老机构发展研究报告》指出，全国养老机构空置率高达 48%，在被访养老机构中，32.5% 的机构亏损，养老产业供给侧存在诸多问题。

目前我国在养老产业供给侧方面存在的问题，主要表现为以下几个方面：

第一，许多养老机构服务层次较低，养老产业结构单一，供给产品缺乏多样性。尤其是一些民办养老机构，只能提供简单的食宿，服务品种尚不丰富，缺乏护理、医疗、康复、保健、文体娱乐等综合化服务。第二，养老产品链发展滞后，相关制造商、供应商培育滞后、产品孵化能力不强。第三，养老产业投资主体单一。长期以来，养老服务设施大部分靠政府财政支出，来自社会、民间团体投资的养老服务机构太少。

对此，在第 22 期珠江金融论坛上，广州市政府副秘书长杜德清表示，近年来，广州市大力推进健康养老产业的发展，已取得了一系列瞩目的成就。由泰康保险集团打造的国际养老社区泰康之家·粤园已于今年 1 月正式投入运营，可为 1300 户、约 1900 位长者提供服务。此外，中国人寿、中国人保、中国平安、新华人寿等大型保险产业项目也将落地广州，广州已经成为我国健康养老产业发展的高地和热土。

四、保险与养老结合或成潮流

党的十九大报告提出，要积极应对人口老龄化，构建养老、孝老、敬老政策体系和社会环境，推进医养结合，加快老龄事业和产业的发展。而保险作为我国金融体系和金融市场的重要组成部分，在促进金融服务养老产业方面应发挥和加强其重要经济力量。我国"十三五"规划也明确指出，要积极开展应对人口老龄化行动，建设多层次养老服务体系，并强调金融机构要创新产品和服务方式，改进和完善养老金融服务。养老金融既是金融体系的重要组成部分，又是养老产业融资的关键。

尽管中国养老产业发展面临投资规模大、回收周期长、运营管理难度大、产业利润薄的发展挑战，但在资金运营上，与保险资金却正是"天配""绝配"。刘挺军指出，保险公司拥有大量长期资金，需要寻找有稳定回报的投资出路。养老社区就非常符合保险资金投资的要求：安全、不受经济波动影响、有稳定的现金流；长期稳定的收益特点，恰好可以解决寿险资金的资产负债匹配方面的需求。此外，保险公司有自己强大的销售网络和客户资源优势，所以，相比一般的养老机构更容易吸引到中高端的客户。"保险和养老产业的结合，并非只是'保险公司把自己的资金简单地配置到养老机构上'，从供给侧结构性改革层面上看，是把保险的风险管理功能和资产管理功能这两个金融属性与医养产业在产品、客户、服务上进行融合。"刘挺军说。

广州市金融局局长邱亿通表示，保险资金具有期限长、规模大、成本适中的特点，非常适宜投资健康产业这类投资回收期长、资金需求量大、对融资成本控制有较高要求的领域。大力促进金融支持健康产业发展，聚集更多的金融资源发展健康产业，将有效防止金融领域脱实向虚，在全球"资产荒"背景下为各路资金提供期限更长、风险更小、收益更高的优质投资资产，实现各级政府、金融机构、人民群众的"三赢"。

金融如何支持健康产业发展？
保险与养老的嫁接是"天配"

新浪广东财经（记者：陈洁仪）[1]

　　10 月 20 日，主题为"金融支持健康产业发展"的第 22 期珠江金融论坛在泰康之家·粤园举行。广州市政府杜德清副秘书长在致辞中指出，中国已成为世界上老年人口最多和人口老龄化发展速度最快的国家之一，预计到本世纪中期将有 5 亿人口超过 60 岁。杜德清副秘书长表示，近年来广州市大力推进健康养老产业的发展，取得一系列的成就，广州已成为我国健康养老产业发展的高地和热土。

　　广州市金融局邱亿通局长在致辞中表示，大力促进金融支持健康产业发展，聚集更多的金融资源发展健康产业，将有效防止金融领域脱实向虚，在全球"资产荒"背景下为各路资金提供期限更长、风险更小、收益更高的优质投资资产。

　　根据"十三五"养老规划，虽然目前我国各类养老机构达 4 万多家，但 2016 年实际养老床位供给缺口已经达到 243 万张，到 2030 年还将有 804 万张床位的增量。按照单床投资 10 万元保守测算，为填补现有缺口，2016 年养老床位建设的投资资金需求将超过 2000 亿元。

　　然而，中国养老产业发展的特殊性让许多投资资金望而却步，制约了市场机制下优质养老产品的发展。这种特殊性主要包括两个方面：一是中国的土地成本高、资产价格太贵。对比美国，公寓类资产的投资回报率在 4%～6%，加上 2 个百分点的风险和管理溢价，养老机构的运营回报率合计能达到 6%～8%。但在中国，居住类物业的租金回报率只有 1%～2%，总运营回报率平均 3%～4%，对于市场化条件下的投资资金吸引力有限。二是中国缺乏对老年医学、全

---

　　①　该篇报道发表于新浪广东财经 2017 年 10 月 22 日，网络媒体对其进行了转载。内容略有修改。

科医生、护士，特别是养老护理员的职业教育和训练，导致劳动力成本上升的同时产出效率较低，进一步加剧了运营压力。

以泰康之家·粤园为例，从拿地到开业，花了 3 年时间投资 20 多亿元，今后 2～3 年入住率要保持达到 80%～90% 才能进入盈利周期。对此，泰康保险集团副总裁兼泰康之家首席执行官刘挺军在论坛上也指出，虽然中国养老产业发展面临投资规模大、回收周期长、运营管理难度大、产业利润薄的发展挑战，但在资金运营上，与保险资金却正是"天配""绝配"。

广州市金融局局长邱亿通在论坛上也指出，保险资金具有期限长、规模大、成本适中的特点，非常适宜投资健康产业这类投资回收期长、资金需求量大、对融资成本控制有较高要求的领域。

据了解，泰康养老社区已经完成了北京、上海、广州、三亚、苏州、成都、武汉和杭州的布局，累计拥有 130 万平方米、13000 户的总体规模，而且泰康结合中国长者养老的特点开创了医养融合的新模式。

论坛结束后，刘挺军接受媒体采访时介绍，泰康的医养融合模式是通过保险支付与医养服务的结合，提供闭环整合型健康服务，全面管控人的健康状况。即通过"养老与寿险""医疗与健康险""资产管理与退休金"三个闭环，对客户的服务进行深度整合。

此外，刘挺军还提出，未来养老领域最大的机会来自老龄化，而最大的挑战也来自老龄化。"老龄化带来的是客户需求量变大，但劳动力供给会减少，导致劳动力成本上升、护理劳动力供给不足等问题。"所以他认为，在养老和医疗产业，用互联网和现代科技的力量去武装将成为趋势，养老社区在保持人文关怀的同时，可以引进人工智能等技术，从而更科学地照顾老年人和预测/监测老年人疾病。

据了解，未来 5～8 年，泰康还将在全国投资 1000 亿元，发展医疗养老产业。

广州市金融局：促金融支持健康产业
防止金融脱实向虚

证券时报（记者：吕锦明）[1]

10 月 20 日上午，以"金融支持健康产业发展"为主题的第 22 期珠江金融论坛在广州黄埔举行，广州市政府副秘书长杜德清、广州市金融局局长邱亿通出席并致辞，省市区有关部门、广州金融业协会及相关行业协会、泰康之家投资有限公司、相关金融机构、广州地区高校代表等参加了活动。

杜德清副秘书长表示，近年来，广州市深入贯彻落实新发展理念，大力推进健康养老产业的发展，取得了一系列瞩目的成就，广州已经成为健康养老产业发展的高地和热土。他举例说，今年 1 月 18 日，由泰康保险集团投资 20 亿元打造、总建筑面积 12 万平方米的泰康之家·粤园国际养老社区正式投入运营，可为 1300 户、约 1900 位长者提供集居住、餐饮、文化娱乐、健身康体、医疗护照等为一体的"一站式"、全方位、高标准的服务。此外，广州市还积极与中国人寿、中国人保、中国平安、新华人寿等大型保险产业项目落地广州。

广州市金融局局长邱亿通表示，党的十九大胜利召开，为金融业和健康产业发展指明了发展方向、描绘了宏伟蓝图。对广州市而言，大力促进金融支持健康产业发展，聚集更多的金融资源发展健康产业，将有效防止金融领域脱实向虚，在全球"资产荒"背景下为各类资金提供期限更长、风险更小、收益更高的优质投资资产，实现政府、金融机构、人民群众的"三赢"。下一步，广州市金融局将一如既往地支持泰康保险集团等金融机构在广州投资发展健康产业，促进金融业和健康产业融合发展再上新台阶。

泰康保险集团副总裁兼泰康之家投资有限公司首席执行官刘挺军、中国保险资产管理业协会执行副会长兼秘书长曹德云、清华大学就业与社保研究中心

---

① 该篇报道发表于《证券时报》2017 年 10 月 20 日，中金在线、金融界、搜狐财经、同花顺财经、凤凰财经、云财经、金字塔理财网等网络媒体对其进行了转载。内容略有修改。

副主任刘广君、中山大学岭南学院教授申曙光围绕论坛主题发表了主旨演讲，并与论坛代表共同探讨在我国老龄化加速的背景下，未来金融支持健康产业发展的方向和路径。

据主办方广州金融业协会负责同志介绍，2011年以来珠江金融论坛已成功举办21次，获得广东金融业界和社会各方的共同关注，品牌效应逐步形成。

广州将促进金融支持健康产业
防止金融脱实向虚

中证网（记者：万宇）[1]

10月20日，第22期珠江金融论坛在广州举行，本期论坛的主题为"金融支持健康产业发展"。广州市政府副秘书长杜德清表示，近年来广州市大力推进健康养老产业的发展，积极推进中国人寿、中国人保、中国平安、新华人寿等大型保险产业项目落地广州，广州已经成为我国健康养老产业发展的高地和热土。

杜德清介绍，中国人均寿命稳步提高，已成为世界上老年人口最多和人口老龄化发展速度最快的国家之一，预计到本世纪中期中国将有近5亿人口超过60岁。当前，越来越多的人民群众开始关注健康养老服务需求，金融如何推进健康产业供给侧结构性改革、帮助健康产业实现科学发展已经成为理论界和实务界研究的热点课题。

泰康保险集团副总裁兼泰康之家投资有限公司首席执行官刘挺军认为，迎接我国老龄化浪潮的挑战是需求旺盛但有效供给严重不足，与此同时，由于我国养老产业发展的特殊性，投资规模大、回收周期长，使其进入门槛较高。刘挺军建议将金融保险和养老医疗结合起来。

广州市金融局邱亿通局长在致辞中表示，广州将大力促进金融支持健康产业发展，聚集更多的金融资源发展健康产业，有效防止金融领域脱实向虚，在全球"资产荒"背景下为各类资金提供期限更长、风险更小、收益更高的优质投资资产，实现政府、金融机构、人民群众的"三赢"。下一步，广州市金融局将一如既往地支持泰康保险集团等金融机构在广州投资发展健康产业，促进金融业和健康产业融合发展再上新台阶。

据了解，2011年以来珠江金融论坛已成功举办21次，获得广东金融业界和社会媒体的共同关注，品牌效应逐步形成。

---

① 该篇报道发表于中证网2017年10月21日，证券之星、腾讯证券、金融界等网络媒体对其进行了转载。内容略有修改。

广州支持大型保险产业项目落地广州

界面新闻（记者：张艺）①

10月20日，第22期珠江金融论坛在广州举行，本期论坛的主题为"金融支持健康产业发展"。会上，广州市政府副秘书长杜德清指出，广州市大力推进健康养老产业的发展，积极推进中国人寿、中国人保、中国平安、新华人寿等大型保险产业项目落地广州，广州已经成为我国健康养老产业发展的高地和热土。

杜德清表示，中国人均寿命稳步提高，中国已成为世界上老年人口最多和人口老龄化发展速度最快的国家之一，预计到本世纪中期中国将有近5亿人口超过60岁。当前，越来越多的人民群众开始关注健康养老服务需求，金融如何推进健康产业供给侧结构性改革、帮助健康产业实现科学发展已经成为理论界和实务界研究的热点课题。

广州市金融局局长邱亿通也在致辞中表示，健康产业的发展越来越受到重视。"保险资金具有期限长、规模大、成本适中的特点，非常适宜投资健康产业这类投资回收期长、资金需求量大、对融资成本控制有较高要求的领域。保险资金投资健康产业发展，不仅能满足保险资金期限匹配、收益匹配、风险匹配等资产负债匹配要求，也能为健康产业提供长期、稳定的融资和再融资来源，最终实现保险业和健康产业的'双赢'。"

邱亿通表示，大力促进金融支持健康产业发展，将有效防止金融领域脱实向虚，在全球"资产荒"背景下为各路资金提供期限更长、风险更小、收益更高的优质投资资产。"下一步，市金融局将一如既往地支持泰康保险集团等金融机构在广州投资发展健康产业。"

据悉，本期论坛的举办地点泰康之家·粤园今年1月投入运营，是泰康保

① 该篇报道发表于界面新闻2017年10月20日，搜狐财经等网络媒体对其进行了转载。内容略有修改。

险集团继北京燕园、上海申园之后，在广州斥资 20 亿元投资建设的大型医养社区，总建筑面积达 12 万平方米，全部建成后可容纳约 1300 户养老单元，并配套建设了泰康粤园医院，为居民提供医疗和健康服务。

泰康之家投资有限公司副总裁刘淑琴表示，截至 2016 年，广州市 60 岁以上的老年人口是 154 万人，占人口的 17.79%，2020 年广州市老年人口将达到 185 万人，广州每 10 个老人中将有 2 个是老年人，呈现老龄化、高龄化，家庭空巢化等特色，压力更加凸显。如此之快的老龄化发展速度，使健康产业的发展形成了一个大的产业链，养老、医疗、保健、金融、房地产、旅游、酒店、休闲，都将是这个大产业链中的一环。

据主办方广州金融业协会负责同志介绍，2011 年以来珠江金融论坛已成功举办 21 次，品牌效应逐步形成。

我国健康产业仍处初期
广州欲以金融促其发展

每日经济新闻（记者：邱德坤）[①]

10 月 20 日，广州金融业协会主办第 22 期珠江金融论坛（以下简称论坛），主题为"金融支持健康产业发展"。《每日经济新闻》记者在论坛上了解到，当前我国的健康产业发展仍处于初期阶段。

泰康保险集团副总裁兼泰康之家投资有限公司首席执行官刘挺军谈到，迎接我国老龄化浪潮的挑战是，需求旺盛但有效供给严重不足。

对此，广州市金融工作局局长邱亿通表示，对广州市而言，大力促进金融支持健康产业发展、聚集更多的金融资源发展健康产业，将有效防止金融领域脱实向虚。

一、行业门槛较高

《2016 年社会服务发展统计公报》显示，截至 2016 年底，全国 60 岁及以上老年人口约 2.31 亿人，占总人口的 16.7%，其中 65 岁及以上人口约 1.5 亿人，占总人口的 10.8%。

广州市政府副秘书长杜德清表示，改革开放以来，中国经济持续保持平稳、健康和快速的增长态势，城镇居民人均可支配收入和农民人均纯收入不断提升，人均寿命稳步提高，预计到本世纪中期，中国将有近 5 亿人口超过 60 岁。

面对巨大的养老市场需求，我国的养老产业却面临有效供给不足的挑战。泰康之家投资有限公司副总裁刘淑琴指出，目前，我国各类养老机构达 4 万多家，真正具备医疗服务能力的只有约 20%。

---

① 该篇报道发表于《每日经济新闻》2017 年 10 月 20 日，金融界等网络媒体对其进行了转载。内容略有修改。

刘挺军认为，由于我国养老产业发展的特殊性，投资规模大、回收周期长，使其进入门槛较高，许多投资资金望而却步，制约了市场机制下优质养老产品的发展。

在论坛上，刘挺军以泰康之家·粤园为例，证明了养老产业的发展特性。泰康之家·粤园的投资方是在 3 年前获得土地并很快动工，今年 1 月开业，投入的 20 多亿元在 3 年内没有回报。虽然现在泰康之家·粤园已有入住，但是他估计要达到 80%～90% 的入住率才能进入盈利周期。而从获取土地直到盈亏平衡，他预计需要七八年的时间。

二、大力促进金融支持行业发展

那么，养老产业的较高门槛又将如何跨越？刘挺军认为，一个重要的方面是，应把金融保险和养老医疗结合起来。

邱亿通表示，保险资金具有期限长、规模大、成本适中的特点，非常适宜投资健康产业这类投资回收期长、资金需求量大、对融资成本控制有较高要求的领域。保险资金投资健康产业发展，不仅能满足保险资金期限匹配、收益匹配、风险匹配等资产负债的匹配要求，也能为健康产业提供长期、稳定的融资和再融资来源，最终实现保险业和健康产业的"双赢"。

而近年来广州市老龄化程度在进一步提高。今年初发布的《2015 年广州市老年人口和老龄事业数据手册》显示，截至 2015 年底，广州市户籍老年人共计 147.53 万人，占户籍人口的 17.27%。同时，高龄人口的总量和比重都在增长，截至 2015 年底，80 岁以上户籍老人数为 23.81 万人，比 2014 年底增加 1.16 万人；占老年人口总量的 16.14%，比 2014 年底增加了 0.04%。

目前，在健康养老产业的发展上，广州已取得了一系列成就。杜德清介绍，广州市积极与中国人寿、中国人保、中国平安、新华人寿等大型保险公司研究开展健康产业发展合作，相信未来将有更多的健康产业项目落地广州。

邱亿通指出，下一步，广州市金融工作局将一如既往地支持泰康保险集团等金融机构在广州投资发展健康产业，促进金融业和健康产业融合发展再上新台阶。